Rocco Eichholz

BLEIB FIT IM HOMEOFFICE

südwest

Inhalt

Einleitung

Gerade fertig mit dem Frühstück, die Kaffeetasse ist noch halb voll, jetzt ganz locker den Laptop aufgeklappt, und schon sind wir im Homeoffice. Ach, ist das schön und auch so praktisch. Im Höchstfall müssen wir noch die Kinder zur Schule oder Kita bringen, und dann gibt es keine unnötigen Fahrzeiten mehr durch den stockenden Verkehr. Es könnte so schön sein. Doch ganz so locker scheint es auf Dauer doch nicht zu laufen. Eher ein bisschen verspannt.

Mobiles Arbeiten von überall ist die Errungenschaft der neuen Arbeitswelt. Das ist cool, kreativ, zeit- und kostensparend. Ob am Küchentisch, im Café oder im Co-Working-Space, letztlich bleibt es bei vielen Stunden in sitzender Haltung ohne ausreichend Bewegung. Mit der Effizienz der gelebten neuen Arbeitswelt optimieren wir uns leider selbst kaputt. Irgendwann bemerken wir den immer häufiger werdenden Griff in den Nacken, der herausfinden soll, was da eigentlich so zieht. Das sind Muskelverspannungen in Kombination mit Veränderungen im Fasziengewebe. Selbst bei jungen Menschen nehmen sie zum Teil so beachtliche Ausmaße an, dass Schwindel, Konzentrationsmangel und tiefe Schmerzgefühle entlang der Wirbelsäule bis hoch zum Nacken auftreten, aus denen wir uns herauswinden wollen. Der Grund für diese Probleme ist meistens sogar bekannt: der digitale Arbeitsplatz.

Um die Vorteile der modernen, effizienten Arbeitswelt nicht zum Nachteil werden zu lassen, müssen wir jetzt viel gezielter selbst schauen, wie wir uns zwischen Küchentisch, Videokonferenz-Marathon und Smartphone als Computerersatz unsere Nacken- und Rückengesundheit erhalten. Denn unser Körper steckt evolutionär noch immer in der Vergangenheit und kann nicht so einfach durch ein Update optimiert werden.

Nach ein paar Tagen oder Wochen im Homeoffice testen wir uns dann durch das eigene Mobiliar, um herauszufinden, worauf wir am besten sitzen können. Wir suchen im Internet nach Hilfsmitteln, Tipps und Übungsvideos, die uns helfen sollen, schmerzfrei und energiegeladen zu bleiben.

Genau hierbei soll das Buch helfen. Es bietet Ihnen den Leitfaden zur bestmöglichen Einstellung des eigenen Arbeitsplatzes, kombiniert mit einfachen Übungen, die in Ihren Arbeitsalltag passen. Sie ersparen sich stundenlanges Googeln und können sofort loslegen. Ohne extra Sportkleidung anzuziehen und ohne teures Equipment für den Arbeitsplatz zu kaufen. Die positiven Effekte sind sofort spürbar.

Aufbau des Buches

An erster Stelle der Veränderung steht immer die **eigene Wahrnehmung**. Diesem Thema ist das **erste Kapitel** gewidmet.

Das **zweite Kapitel** zeigt, wie sich Mutter Natur die Nutzung unseres Körpers vorgestellt hat und wie sich **falsche Spannungsmuster** in der Muskulatur übertragen und so **Schmerzen** auslösen können. Die **Sofortübungen** in diesem Kapitel bieten einen direkten Ansatz zur **Verbesserung Ihrer Haltung** im Alltag.

Dem Prinzip von Ursache und Wirkung folgend, richten wir im **dritten Kapitel** den **Arbeitsplatz mit einfachen Mitteln ergonomisch** ein, denn kleine Einstellungen haben manchmal große Auswirkungen.

Die beste Ergonomie ist immer noch die Abwechslung. Damit Sie dies gut im **Arbeitsalltag** umsetzen können, gibt es im **vierten Kapitel zeitoptimierte Bewegungsprogramme, die Verspannungen lösen und Muskeln und Gelenke mobilisieren.** Diese Übungen sind sowohl belebend für Körper und Geist als auch zielführend in der Symptombehandlung und der Verbesserung des Körpergefühls.

Im fünften Kapitel gehen wir noch einen Schritt weiter und werden schmerzende **Triggerpunkte und Spannungsmuster mit Faszien- und Dehntechniken gezielt lösen.**

Damit haben Sie alle Werkzeuge an der Hand, um energiegeladen, entspannt und schmerzfrei im Homeoffice zu arbeiten. Aber eines fehlt noch. **Sie müssen es auch tatsächlich tun**, sonst bleibt es beim guten Willen. Genau damit beschäftigt sich das **sechste Kapitel**. Mit einer passenden Strategie bleiben Sie motiviert und können die gewünschten Effekte langfristig beibehalten.

KAPITEL 1

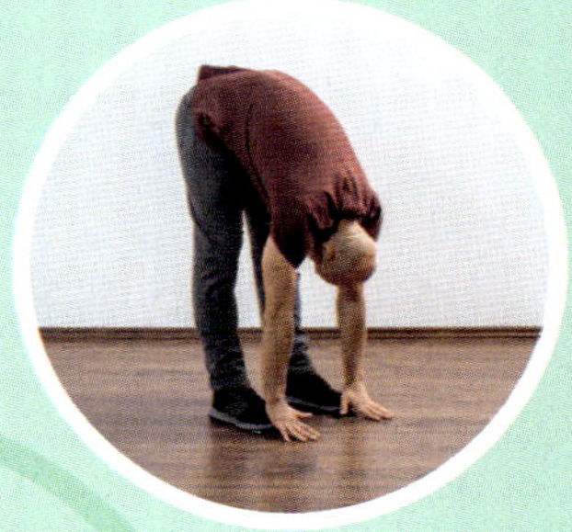

Check-in – Status quo

Der Istzustand

Hallo, wie geht's?

Um etwas systematisch zu verbessern, müssen wir erst den Status quo kennen. Das entspricht der Herangehensweise von Ärzten, Therapeuten und Personal Trainern. Dort heißt das Anamnese. Selbst wenn Sie nicht alle Tests mit der Präzision und dem Wissen eines Physiotherapeuten durchführen, schärft allein das Beschäftigen mit der Materie schon ungemein die eigene

Ein paar Fragen zum Einstieg *(Zutreffendes ankreuzen)*

1 Fühlen Sie sich im unteren Rücken, Hals/Nacken, der Schulter oder zwischen den Schulterblättern häufiger verspannt?

☐ **Ja** ☐ **Nein**

2 Wie oft am Tag denken Sie dann an die Verspannungen?
(Marker sind: daran rumdrücken, sich herauswinden, Körperposition deswegen verändern, genervt sein)

☐ **5-mal** ☐ **10-mal** ☐ **20-mal am Tag**

3 Können Sie mit einer bestimmten Bewegung einen Schmerz in einer der in Frage 1 genannten Regionen provozieren?
(Beispielsweise wenn es im Nacken schmerzt, während Sie den Kopf drehen, wenn Sie bei einer Vorbeuge Schmerzen im unteren Rücken haben usw.)

☐ **Ja** ☐ **Nein** **Mit welcher Bewegung?**

4 Auf einer Skala von 1 bis 10: Wie stark spüren Sie die Verspannungen oder Schmerzen in der genannten Region?
(1 = gar nicht, 10 = sehr schmerzhaft)

☐ **Wert** ☐ **In Ruhe** ☐ **In einer bestimmten Position**

Körperwahrnehmung. Wenn Sie dann noch Ihre Arbeitsplatzeinstellungen optimieren und regelmäßig die genannten Übungen durchführen, sollten Sie nach ein paar Wochen schon spürbare Verbesserungen erzielen, was Sie gut erkennen, wenn Sie die Tests wiederholen.

Schön, Sie zu sehen!

Nach den Eingangsfragen erweitern wir das Gesamtbild durch den Sichtbefund.

TEST ››› Schauen Sie sich bitte stehend im Spiegel an. Stellen Sie sich hin, wie Sie es immer tun. Ausnahmsweise ist es mal gut, die Körperhaltung nicht bewusst zu korrigieren. Ein Foto von Ihnen oder ein direktes Feedback von einem gnadenlosen Dritten kann dabei sehr hilfreich sein. Denn es ist schwer, sich selbst von der Seite zu betrachten.

1 **KOPFPOSITION** (von der Seite betrachtet) **Ist Ihr Kopf im Lot (mit den Ohren über den Schultern) oder oft nach vorn, in die »Geierhals«-Haltung geschoben?**

2 **SCHULTERPOSITION Sind Ihre Schultergelenke in einer neutralen Position neben dem Körper (Schulterblätter leicht zurückgezogen) oder fällt der gesamte Schulterbereich eher nach vorn?**

3 **WIRBELSÄULE Ist Ihr oberer Rücken (Brustwirbelsäule) nach vorn eingerundet?**

4 **SCHULTERPOSITION II** (von vorn betrachtet) **Ist eine Schulter ein bisschen höher als die andere?**

5 **KOPFPOSITION II Ist ihr Kopf gerade oder leicht zu einer Seite geneigt? Wenn er zur Seite geneigt ist: nach rechts oder nach links?**

Jeder dieser Sichttests hat natürlich eine Ausprägung von wenig bis stark. Sollten Sie sich jedoch grundsätzlich bei den Fragen 1 bis 3 wiederfinden, sind das typische Anpassungen an Schreibtischarbeitsplätze und Smartphone-Gewohnheiten.

Die Haltungsmuster 4 und 5 sprechen hingegen für eine einseitige Anpassung des Körpers, in denen er seine Stabilität findet. Die Ursachen dafür können vielfältig sein und reichen vom Gangbild über Gewohnheiten, wenn Sie etwas immer nur auf einer Seite tragen, bis hin zu einseitigen Bewegungen, wenn Sie sich beispielsweise immer nur in eine Richtung drehen.

Sind Sie flexibel wie ein ...?

... Bungee-Seil oder doch eher wie ein Zaunpfahl? Diese Frage beantwortet Ihnen der Muskelfunktionstest zur Beweglichkeit. Damit können Rückschlüsse auf die Verursacher von Beschwerden und Einschränkungen sowohl direkt als auch indirekt er-

Gerade beim Thema Beweglichkeit gibt es oft große Unterschiede in der individuellen genetischen Ausprägung. So kann es etwa sein, dass hypermobile Menschen alle angeführten Tests mit Bravour bestehen und trotzdem Rückenschmerzen haben. Bei ihnen ist es eher die ständige Suche nach Stabilität, welche die Muskeln und Gelenke überfordert. Andersherum sind manche Menschen von Natur aus weniger flexibel.

Frauen sind oft beweglicher als Männer im gleichen Alter. Ein höherer Wasser- und Fettgehalt im weiblichen Muskel- und Bindegewebe bringen hier den elastischen Vorteil. Ob sie sich zusätzlich auch lieber dehnen als Männer, wäre noch zu beweisen. Meine persönliche Wahrnehmung aus der Trainerperspektive spricht auf jeden Fall dafür.

schlossen werden. Denn manchmal liegen Auslöser und beeinträchtigte Muskulatur weit voneinander entfernt und sind trotzdem über funktionale Ketten miteinander verbunden.

Bei diesen Tests ist es wichtig, die Positionen so genau wie möglich einzunehmen. Abweichungen können das Ergebnis verfälschen. Die Endpositionen sollen für mindestens 2 Sekunden gehalten werden.

KOPF-ROTATION 1

Hier wird die Beweglichkeit der Halswirbelsäule ermittelt. Eine verspannte Nackenmuskulatur beeinträchtigt die Drehung.

AUSGANGSPOSITION *Stellen Sie sich gerade hin. Die Schultern sinken nach unten und werden leicht zurückgezogen, sodass das Brustbein etwas nach vorn und oben gerichtet ist. Die Halswirbelsäule wird lang gezogen, indem Sie das Kinn in Richtung Doppelkinn zurückziehen.*

DURCHFÜHRUNG *Drehen Sie den Kopf so weit es geht nach rechts und dann nach links. Der Kopf darf dabei nicht geneigt werden, sondern bleibt im Lot. Nur die Drehung zählt. Die Nase ist der Gradmesser. Bei 90 Grad ist die Nase über der Schulter.*

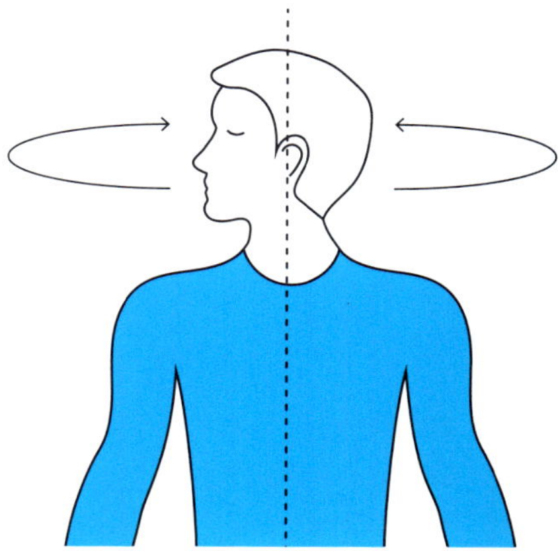

ERGEBNIS

Sehr gut	Medium	Zaunpfahl
80–90 Grad	70 Grad	< 50 Grad

RUMPF-BEUGE 2

Wie beweglich ist der untere Rücken im Verbund mit der Oberschenkel-rückseite?

AUSGANGSPOSITION
Sie stehen hüftbreit mit gestreckten Knien.

DURCHFÜHRUNG *Beugen Sie den Oberkörper nach vorn unten. Versuchen Sie, mit den Händen so weit wie möglich Richtung Boden zu gelangen.*

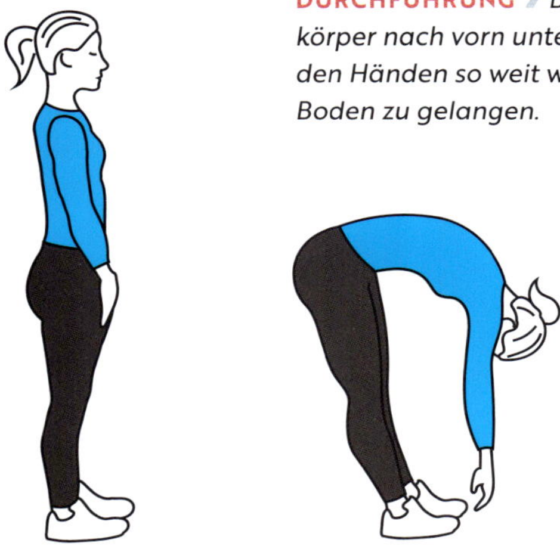

ERGEBNIS

Sehr gut
Handflächen berühren den Boden.

Medium
Fingerspitzen berühren die Knöchel.

Zaunpfahl
Fingerspitzen erreichen die Mitte des Schienbeins.

ARME ABLEGEN 3

Dieser Test misst die Beweglichkeit in der Schulter und zusätzlich die Haltung im Rücken und der Halswirbelsäule.

AUSGANGSPOSITION *Rückenlage, Beine angewinkelt, Fußsohlen auf dem Boden. Der untere Rücken berührt den Boden und darf während der ganzen Übung nicht angehoben werden. Die Halswirbelsäule wird so nah zum Boden ausgerichtet, dass nur noch die Finger (flach) darunter Platz haben. Die ganze Hand wäre zu viel.*

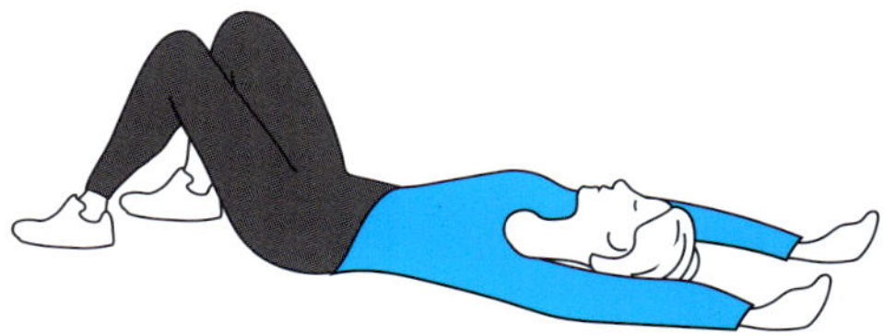

DURCHFÜHRUNG *Legen Sie die Arme schulterbreit über dem Kopf Richtung Boden ab. Die Ellenbogen bleiben vollständig gestreckt.*

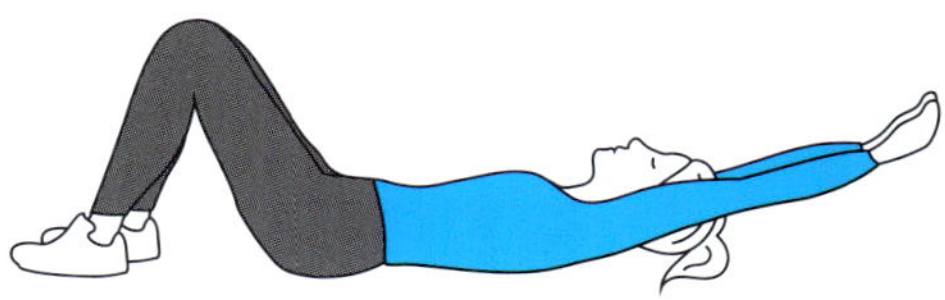

ERGEBNIS

Sehr gut

Schultern, Unterarme und Handrücken berühren den Boden.

Medium

Unterarme sind eine Handbreit entfernt vom Boden.

Zaunpfahl

Die Ellenbogen sind auf Höhe der Nasenspitze und der untere Rücken kann nicht am Boden gehalten werden.

HÜFT-ROTATION 4

- Eine eingeschränkte Hüftmobilität überträgt sich häufig in andere Bereiche des Körpers, vor allem in den unteren Rücken.
- Diesmal wird die Dehnposition schrittweise eingenommen und ebenso bewertet.

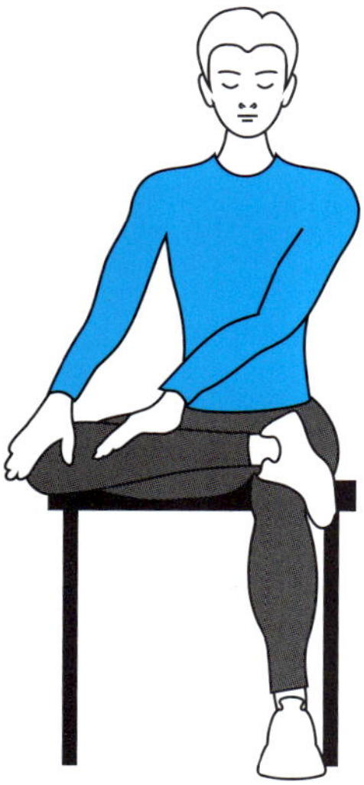

AUSGANGSPOSITION › *Setzen Sie sich vorn auf eine Stuhlkante und strecken Sie das linke Bein aus. Legen Sie Ihren rechten Unterschenkel kurz vor dem Knöchel ein Stück über das linke Knie auf den linken Oberschenkel. Bleiben Sie während der gesamten Durchführung aufrecht sitzen. Keine Gewichtsverlagerung auf eine Gesäßhälfte.*

DURCHFÜHRUNG › *Beginnen Sie, das linke Bein zu beugen, bis der Unterschenkel senkrecht steht. Drücken Sie dabei das rechte Knie so weit es geht mit der rechten Hand nach unten.*

ERGEBNIS

Sehr gut ›››
Der linke Unterschenkel steht senkrecht, der rechte Unterschenkel ist waagerecht zum Boden ausgerichtet.

Medium ››
Der linke Unterschenkel ist senkrecht, der rechte Unterschenkel weicht mehr als 20 Grad Neigung von der Waagerechten ab.

Zaunpfahl ›
Der linke Unterschenkel kann nicht senkrecht gestellt werden, wenn der rechte Knöchel (egal in welchem Winkel) darauf liegen soll.

HINWEIS ››› Unter therapeutischen Maßstäben könnten noch weitere Tests in puncto Mobilität und Stabilität durchgeführt werden. Sie würden hier allerdings den Rahmen sprengen und sind oft nicht allein durchführbar oder benötigen dringend ein fachkundiges Auge. Unser Fokus zielt auf die Wahrnehmung der Körperregionen, die vom Arbeiten am Schreibtisch am stärksten betroffen sind:

- **Schulter und Nacken**
- **Brust- und Lendenwirbelsäule**
- **Hüfte**

Der Soll-Wert

Nachdem Sie analysiert haben, wie (un)beweglich Sie sind und welche Stärken und Schwächen Sie haben, wollen wir nun klären, wo es körperlich überhaupt hingehen soll. Ziel ist natürlich nicht, auf der nächsten Weihnachtsfeier zu zeigen, dass Sie nun im Sitzen die Füße hinter Ihren Kopf klemmen können. Das Ziel ist lediglich, wieder in eine schmerzfreie Neutralstellung zu kommen. Dafür ist ein bisschen Wissen, wie der Körper funktioniert, hilfreich.

Alles im Lot – so soll es sein

Alles im Lot. Von der Seite betrachtet läuft eine senkrechte Linie vom Ohr über die Schulter durch das Hüft-, Knie- und Sprunggelenk. In der Rückansicht würde diese gedachte, senkrechte Linie entlang der geraden Wirbelsäule bis zwischen die Füße laufen. Die jeweiligen Gelenke liegen auf der gleichen Höhe und im gleichen Abstand zu dieser Linie.

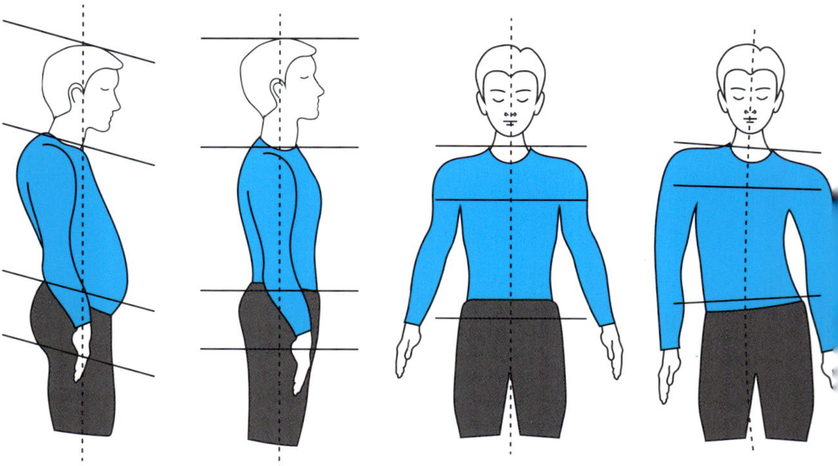

Alles beweglich. Alle Gelenke sind in ihrem vollen Umfang beweglich. Die Muskeln sind geschmeidig. Wir sind frei von Verspannungen und Schmerzen.

Alles in Funktion. Die Beine treiben uns an, der Oberkörper soll aufrecht stabilisiert und trotzdem beweglich sein, der Kopf muss in alle Richtungen fokussieren können, und die Arme sollen greifen. Die Wirbelsäule ist in diesem System das zentrale Achsenorgan, das alle Körperregionen miteinander verbindet und sämtliche Informationen von Kopf bis Fuß weiterleitet.

Potenzielle Bruchstellen gibt es in diesem System eine Menge. Bei einem Vielsitzer, der nicht die gerade Neutralstellung im Stehen einnehmen kann, ist die Wahrscheinlichkeit deutlich höher, dass der Körper hier und da mit Beschwerden reagiert. Abweichungen von diesem Idealbild sind langfristig leider ein optimaler Nährboden für Verspannungen und Schmerzen. Einige Muskeln müssen dann sehr viel und unökonomisch arbeiten.

Sofortübung Neutralstellung

› **Mit dieser Übung trainieren Sie die Neutralstellung. Sie ist die Grundlage für die Haltung am Arbeitsplatz, für die optimale Funktion aller Gelenke und die Ausgangsposition aller Übungen im Stand. Auch Ihre Haltung im Alltag basiert auf diesem Training.**

AUSGANGSPOSITION › *Stellen Sie sich mit dem Rücken so an eine Tür oder eine Wand (mit schmaler Scheuerleiste), dass die Fersen die Wand berühren. Die Füße stehen im handbreiten Abstand (gespreizte Finger) mit den Zehen nach vorn gerichtet. Fersen und Vorfuß sind gleichmäßig belastet. Bringen Sie jetzt zusätzlich die Waden, das Gesäß, die Schulterblätter und den Hinterkopf an die Wand.*

DURCHFÜHRUNG › *Spannen Sie die Gesäßhälften ordentlich zusammen und ziehen Sie mit den Bauchmuskeln den Hosenknopf in Richtung Kinn nach oben (Beckenaufrichtung). Das verhindert die Hohlkreuzhaltung.*

› *Bringen Sie jetzt den oberen Rücken und die Schulterpartie mit möglichst viel Fläche an die Wand, sodass Ihr Brustbein nach vorn oben gehoben wird. Bringen Sie zusätzlich den unteren Rücken so nah wie möglich an die Wand.*

› *Strecken Sie Ihr Hinterhaupt als höchsten Punkt so weit wie möglich der Decke entgegen. Ziehen Sie dafür das Kinn in Richtung Doppelkinn zurück. Das streckt die Halswirbelsäule lang.*

› *Die Arme hängen locker an den Körperseiten. Richten Sie die Daumen nach vorn.*

Das ist die beste Übung, um alle Muskeln zu spüren, die für Ihre Aufrichtung zuständig sind. Halten Sie diese Position eine Minute lang. Wenn Sie noch mehr wollen, können Sie zusätzlich die Handrücken an die Wand bringen, sodass die Daumen nach außen rotiert sind.

Alltagshaltung: Nehmen Sie aus allen Bereichen wieder so viel Spannung raus, dass Sie mit geringem Aufwand (Grundspannung) trotzdem in dieser Haltung bleiben können. Zusätzlich lösen Sie wieder Kopf, Schultern, Gesäß und Waden von der Wand. Das ist Ihre Neutralstellung – die Position, in der Sie immer stehen sollten. Auch beim Sitzen bleibt der Oberkörper in dieser Haltung.

Die Neutralstellung

- **Füße zeigen hüftbreit nach vorn**
- **Knie durchlässig (nicht überstreckt)**
- **Becken aufgerichtet (Gedankenstütze: Gürtelschnalle hochziehen, Gesäßmuskeln zusammenkneifen)**
- **Kein Hohlkreuz**
- **Brustbein nach vorn oben gerichtet**
- **Schulterblätter nach hinten unten gezogen (Gedankenstütze: Schulterblätter diagonal in die Gesäßtaschen stecken)**
- **Hals lang, Kinn zurückgezogen**

Aufgabe für den Alltag: Versuchen Sie, im Alltag immer wieder ritualisiert diese Position einzunehmen, zum Beispiel an der Kaffeemaschine, in der Warteschlange oder an der Bushaltestelle. Selbst beim Gehen können Sie die Oberkörperaufrichtung üben. Es wird garantiert keiner merken, dass Sie gerade trainieren.

Die Wirbelsäule – Zentrum der Beweglichkeit

Im Alltag stehen wir ja nicht nur in Neutralstellung rum, sondern sind (hoffentlich) auch in Bewegung. Dreh- und Angelpunkt dabei ist die Wirbelsäule. Sie beschreibt aus der Seitenansicht eine

Doppel-S-förmige Schwingung. Diese Form lässt sie als Gesamtstruktur wie eine große Sprungfeder wirken, die Kräfte aufnimmt und verteilt. Damit sie diese Funktion tatsächlich ausüben kann, ist sie in einzelne Wirbel mit dazwischenliegenden Bandscheiben unterteilt. Die Wirbel sind jeweils über kleine Facettengelenke miteinander verbunden. So entsteht in diesen Segmenten Beweglichkeit, während die Bandscheiben als Puffer dienen. Alle 24 Wirbel vom Kopf bis runter zum Kreuzbein bringen es auf eine beachtliche Rotation von circa 120 Grad – eine Bewegung, die uns beispielsweise den Schulterblick im Straßenverkehr ermöglicht. Oder auch nicht, sodass eine etwaige Bewegungseinschränkung durch den Rückspiegel kompensiert werden muss.

Die Wirbelsäule ist in fünf Abschnitte unterteilt. **Die Halswirbelsäule (HWS, 7 Wirbel)** ist der beweglichste Teil. Sie trägt und bewegt den Kopf. Die **12 Wirbel der Brustwirbelsäule (BWS)** sind

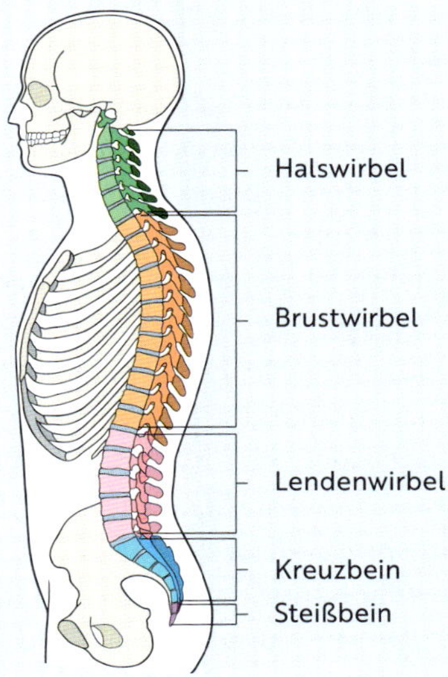

mit den jeweiligen Rippen gelenkig verbunden. Dieser Abschnitt ist von zentraler Bedeutung für die Stellung der Schulterblätter. **Die Lendenwirbelsäule (LWS, 5 Wirbel)** trägt die Last des Oberkörpers und muss als freie Verbindung zwischen Brustkorb und Becken besonders stark von Muskeln und Bändern stabilisiert werden. **Das Kreuzbein** ist über die Iliosakralgelenke mit dem Becken verbunden. Daher ist die Beckenposition so wichtig für den weiteren Verlauf der Wirbelsäule. **Das Steißbein** ist in puncto Körperstatik eher von geringer Bedeutung.

In der Hals- und Lendenwirbelsäule gibt es jeweils eine natürliche Schwingung nach vorn. Sie wird als Lordose bezeichnet. In der Brustwirbelsäule und dem Kreuzbein sind die Schwingungen nach hinten gerichtet, was als Kyphose bezeichnet wird. Übertrieben ausgedrückt lässt sich sagen, dass jahrelanges Arbeiten am Computer die Ausprägung der Schwingungen verstärkt. Im unteren Rücken entsteht so ein Hohlkreuz (Hyperlordose) und in der Halswirbelsäule schiebt sich der Kopf nach vorn. In der Brustwirbelsäule wird das als Rundrücken (Hyperkyphose) sichtbar.

Die Tabelle zeigt die Bewegungsachsen und das Bewegungsausmaß der einzelnen Wirbelsäulenabschnitte. Für die Übungen, die in Kapitel 2 und 4 folgen, lassen sich hieraus schon einige Kernaussagen treffen.

Die Halswirbelsäule ist in alle Richtungen sehr beweglich und sollte auch so genutzt werden. Die Brustwirbelsäule lässt sich nur wenig überstrecken, fällt dafür aber leider gerne in sich zusammen, sodass ein Rundrücken entsteht. Als Ausgleich zum vorgebeugten buckligen Sitzen ist es deshalb wichtig, sich immer wieder aufzurichten, die Schulterblätter hinten zusammenzuziehen und die Brust aufzurichten.

Die Lendenwirbelsäule hat in der Rotation fast gar keine Bedeutung (sie lässt sich nur um etwa 5 Grad drehen). Versuchen Sie, für Rotationsbewegungen hauptsächlich die Brustwirbelsäule zu aktivieren. Da Haltungsfehler von unten nach oben übertragen werden, soll die Lendenwirbelsäule als stabiles Fundament für die anderen Wirbelsäulenabschnitte dienen. Das heißt: kein Hohlkreuz beim Stehen und nicht rund werden beim Sitzen.

Bewegungsumfang der einzelnen Abschnitte: Sehr gut **+++**, gut **++**, wenig **+**

	HWS	BWS	LWS
Rotation	+++	++	+
Seitneigung	+++	+	++
Beugung	+++	++	++
Streckung	+++	+	++

Futter für die Bandscheiben

Über die Gesamtlänge unserer Wirbelsäule liegen 23 Bandscheiben als Puffer zwischen den einzelnen Wirbeln verteilt. Eine Ausnahme bilden der 1. und 2. Halswirbel. Dort existiert keine Bandscheibe. Die Bandscheiben bestehen aus einem elastischen äußeren Faserring und einem weichen, gelartigen Gallertkern.

Ihre Aufgabe ist die Dämpfung und Druckverteilung in der Wirbelsäule. Diese Funktion können sie nur erfüllen, wenn sie gut mit Mikronährstoffen versorgt sind. Die Ernährung der Bandscheiben funktioniert nicht, wie etwa bei Muskeln, über den Blutkreislauf, sondern ausschließlich nach dem Schwammprinzip. Sie müssen in alle Richtungen gewalkt und bewegt werden, damit sie sich daraufhin mit nährstoffhaltiger Flüssigkeit vollsaugen können.

Daher ist **ausgewogene Bewegung für die Bandscheiben so wichtig.** Denn sonst wird der Faserring porös und die Bandscheibe verkümmert. Das wiederum führt zu Bandscheibenvorfällen.

Bandscheibenvorfall

Durch einseitige Belastung, vor allem aber durch Nicht-Bewegen, wird der Faserring nicht ausreichend ernährt und dadurch porös. Es reichen dann oft schon geringe Kräfte, um den Gallertkern durch die geschwächten Stellen vorzuwölben oder gar durchzudrücken. Ein solcher Bandscheibenvorfall kann die an der Wirbelsäule verlaufenden Nervenstränge zusammendrücken und so starke Schmerzen und Ausfallerscheinungen in den Extremitäten verursachen. Die Ursache ist also eher die langfristige Schwächung der Bandscheiben als die einmalig falsche Beanspruchung. Ein spezielles Frühwarnsystem, wann ein Bandscheibenvorfall auftritt, gibt es nicht. Wenn, dann passiert es ganz plötzlich.

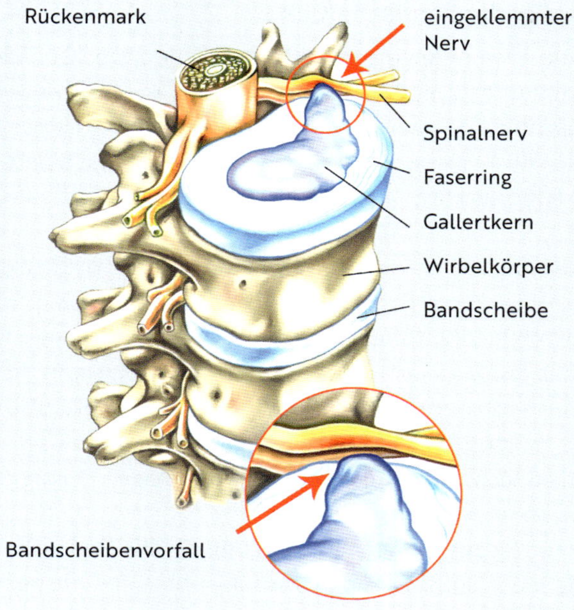

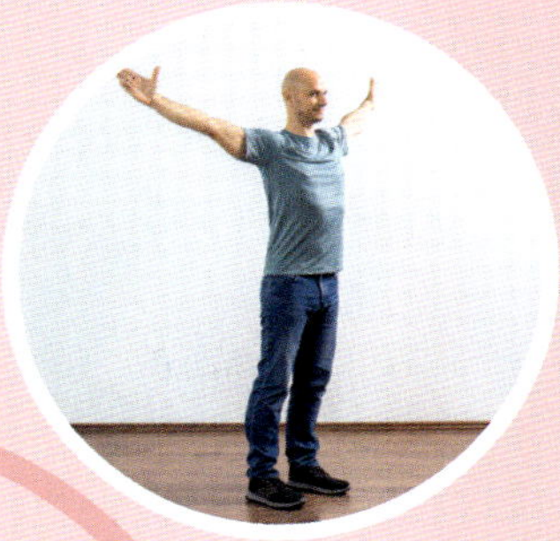

KAPITEL 2

Muskelverspannungen – vom Schmerz zur Lösung

Alltagsbewegung reicht nicht mehr aus

Wie führt der moderne Lebensstil zu Schmerzen? Dafür lohnt sich der beliebte Blick zurück in der Evolution. Vor circa 20 000 Jahren war unser System auf Bewegung programmiert. Das Gehirn, als Prozessor im menschlichen Organismus, musste strategische Denkaufgaben leisten, die der Überlebenssicherung dienten. Gleichzeitig musste es den Bewegungsapparat, die »Hardware«, zielsicher durch die Anforderungen der anspruchsvollen Umwelt navigieren. Die Bewegungsanforderungen damals hießen 10 bis 40 Kilometer am Tag laufen, auf Bäume klettern, jagen und am Feuer hocken. Dadurch waren alle Stoffwechselprozesse bis in die kleinsten Gewebsstrukturen gewährleistet.

Heute läuft ein Büroarbeiter im Durchschnitt weniger als 1000 Meter am Tag zu Fuß[1]. Unsere Umwelt ist so geformt, dass wir überall sitzen können, wenn wir uns nicht unbedingt bewegen wollen. Ob im Auto, im Flugzeug oder in der Bahn, unser Bewegungsradius wird immer größer, während unsere Alltagsbewegung immer weiter abnimmt.

Im Homeoffice wird dies vielfach sogar noch auf die Spitze getrieben. Wir haben nicht mal mehr den Weg ins Büro, zum Drucker, in die Kantine oder zum Meetingraum. Schreibtisch, Kühlschrank, Couch. Das ist der Bewegungsradius im Homeoffice.

Während wir in der permanent angespannten Arm-, Schulter-, Kopfposition verharren, muss unser Gehirn heute zusätzlich mehr kognitive Meisterleistungen vollbringen, nach dem Motto »höher, besser, weiter«. Komplexe fachspezifische Aufgaben, Familien- und Freizeitoptimierung müssen koordiniert werden. Und unser Gehirn muss all das verarbeiten, was sonst noch so auf uns einprasselt, wie die permanente Informationsflut über Social

Media, Videochannels, News Feed und weitere Smartphone-Features. Wir haben gar keine Chance mehr, uns körperlich wahrzunehmen, weil unsere Software komplett ausgelastet ist.

So werden Bewegungsimpulse und Überlastungsschäden, die von der Hardware ausgesendet werden, gar nicht oder zu spät wahrgenommen.

Und irgendwann ist er da: der Schmerz. Die Frage, wie er entsteht, ist dabei so ähnlich wie die Frage nach dem Huhn und dem Ei. Was war zuerst da? Denn Schmerz, Haltung und Funktion beeinflussen sich gegenseitig. Wenn Sie Schmerzen haben, nehmen Sie eine Schonhaltung ein, die wiederum langfristig die Bewegungsabläufe behindert. Und andersherum: Eine dauerhaft einseitige Körperhaltung führt zu Einschränkungen in der funktionalen Bewegung, die dann Schmerzen auslösen. Das ist der Grund für die zunehmenden Wehwehchen von Schreibtischtätern. Denn hier ist das Sitzen vor dem Bildschirm Haltung und Funktion zugleich. Aber egal, wie Sie es drehen, Sie müssen versuchen, diesen Kreislauf an einer Stelle zu durchbrechen. In diesem Fall beginnen wir mit dem Schmerz.

Der Schmerz

Schmerzwahrnehmung

Der menschliche Körper ist ein Kunstwerk aus circa 80 Billionen Zellen, die sich zu Zellverbänden und Organen mit unterschiedlichen Funktionen spezialisiert haben. Eine besondere Funktion hat dabei unser Nervensystem. Es steuert über die Sensomotorik die Bewegung und die Haltung des Körpers und ist für die Aufnahme, Weiterleitung und Verarbeitung von Reizen zuständig. Die Sinnesfühler für die Aufnahme von schmerzauslösenden Reizen heißen Nozizeptoren. Sie sind ein spezialisierter Anteil der freien Nervenenden und reagieren auf mechanische, thermische und chemische Reize, die dann über die Nervenbahnen zum Gehirn weitergeleitet und dort als Schmerzen wahrgenommen werden.

Schmerz kann ein akutes **Alarmsignal** sein und wird dann meist blitzschnell mit Reflexen direkt über das Rückenmark beantwortet. Wenn Sie etwa mit der Hand eine heiße Herdplatte berühren, zucken Sie sofort zurück. Da müssen Sie nicht lange drüber nachdenken, was zu tun ist. Es gibt aber auch einen sich **langsam entwickelnden Schmerz**, auf den Sie mit überlegten Strategien reagieren können. Ein recht harmloses Beispiel dafür ist der Muskelkater nach ungewohnter Belastung. Der kann sich sogar über Tage aufbauen und zeigt, dass auch Muskeln höllisch wehtun können. So sehr, dass selbst das langsame Hinsetzen Probleme bereitet, weil die Beine und der Hintern so schmerzen. Zum Glück verschwindet der Muskelkater nach ein paar Tagen von allein wieder. Weil wir dies wissen, wird er auch nicht als bedrohender Schmerz wahrgenommen.

Muskelverspannungen durch einseitige Belastungen am Arbeitsplatz haben sich hingegen oft über Jahre entwickelt, bis sie an der Schmerzgrenze sind. Und selbst wenn man diese Grenze überschritten hat, sind sie nicht gleichbleibend. Manchmal zwickt es nur, an anderen Tagen tut der Nacken richtig weh und im Urlaub ist von all dem gar nichts mehr zu spüren. Und: Was der eine als unerträglich wahrnimmt, lässt den anderen kaum mit der Wimper zucken. Fakt ist: Circa 85 Prozent der Rückenschmerzen sind unspezifisch. Das heißt, selbst wenn der Arzt mit einem bildgebenden Verfahren (Röntgen, MRT) den Rücken untersucht, ist die Wahrscheinlichkeit hoch, dass darauf keine dramatischen Veränderungen an der Wirbelsäule und den Gelenken zu finden sind. Das heißt aber nicht, dass der Schmerz nicht real ist.

Egal, welcher Schmerz es letztendlich ist, er dient dem Körper als überlebenswichtiges Signal, auf das wir reagieren sollten. Hier beginnt die individuelle Ursachenforschung. Da meist multiple Faktoren eine Rolle spielen, die sich darüber hinaus noch gegenseitig bedingen und verstärken, muss man an verschiedenen Stellschrauben gleichzeitig drehen. Zum Glück ist der Körper ein Gesamtsystem, sodass dies durch das richtige Training (fast) wie von selbst geschieht.

Wo Schmerzen auftreten können

Auf Beschwerden am Muskel-Skelett-System entfallen mit 24,7 Prozent statistisch gesehen die meisten Krankheitstage in der Arbeitswelt[2]. Die Dunkelziffer der tatsächlichen Rückenleiden dürfte noch deutlich höher liegen, denn Bildschirmarbeit im Sitzen geht ja irgendwie, trotz Beschwerden, fast immer. Da braucht es nicht unbedingt eine Krankschreibung. Oder?

Im menschlichen **Bewegungsapparat** (Muskel-Skelett-System) bilden die Knochen das Gerüst, die über Gelenke beweglich zueinander sind. Die echten Gelenke verfügen über einen Gelenkspalt, Knorpel, Gelenkflüssigkeit, Kapsel und Bänder. Die Muskeln ziehen mit ihren Sehnen über die Gelenke. Sie haben die Aufgabe, die Gelenke zu bewegen, abzusichern und die Körperhaltung zu stabilisieren. Ein weiteres, ganz entscheidendes Element im Körper sind die Faszien als verbindendes Gewebe.

Wo in diesem Muskel-Skelett-System können also durch Bildschirmarbeit verursachte Schmerzen auftreten? Oft sind es Gelenk- und Muskelschmerzen, die genannt werden. Interessanterweise haben die Gelenkknorpel selbst gar keine Nerven und können daher auch nicht das Schmerzsignal vom Gelenk aussenden. Im Fall von Gelenkschmerzen sind es die umliegenden Strukturen, die zeigen wollen, dass etwas nicht stimmt. Sie sind überreizt und tun weh. Zusätzlich versuchen Muskeln mit all ihrer Kraft, ein falsch positioniertes Gelenk abzusichern oder wieder in die richtige Richtung zu ziehen. Diese Mammutaufgabe überfordert die Muskeln, und das zeigen sie dann auch mit Schmerzen. So ist ein Großteil der unspezifischen Rückenschmerzen zu erklären.

Den »normalen« **Verspannungsschmerz der Muskulatur** hat sicherlich jeder schon mal nach einer langen Autofahrt verspürt. Am Anfang ist noch alles in Ordnung und der untere Rücken beginnt erst wehzutun, wenn die Fahrt länger dauert. Dieses Wirkungsprinzip der sich aufbauenden Muskelverspannung mit folgenden Muskelschmerzen ist genauso am Bildschirmarbeitsplatz wiederzufinden. Bei einer Autofahrt würden Sie eine kleine Pause einlegen und sich recken und strecken. Danach sind Sie wieder entspannter. Das Gleiche hilft auch am Arbeitsplatz.

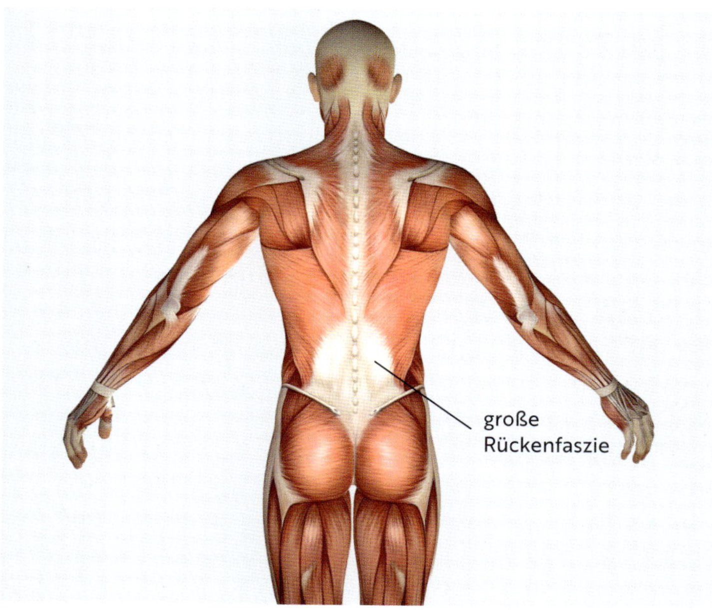

Immer dann, wenn Muskeln verspannen und schmerzen, spielen die umschließenden Faszien eine entscheidende Rolle, denn sie haben einen hohen Anteil an Nozizeptoren und können so die störenden Reize sehr gut aufnehmen und weiterleiten. So wird beispielsweise die große Rückenfaszie mit ihrem besonders hohen Anteil an kleinen Schmerzfühlern als entscheidender Ursprungsort für Rückenschmerzen gesehen.

Reaktionen auf das Dauersitzen am Schreibtisch

Für das Fitbleiben im Homeoffice ist es der sich entwickelnde Schmerz in Muskeln und Faszien, dem wir mit unseren Übungen und Strategien vorbeugen und den wir selbst behandeln können. Die nachfolgenden Erklärungen zeigen Ihnen, was in diesen Strukturen passiert, wenn Sie sieben bis neun Stunden pro Tag sitzend am Bildschirm arbeiten.

Muskeln verspannen

Die Gesamtmuskulatur des Menschen setzt sich aus circa 650 Einzelmuskeln zusammen. Der Anteil am Körpergewicht macht bei Frauen circa 30 bis 40 Prozent, bei Männern 40 bis 50 Prozent aus. Ein Muskel besteht je nach Größe aus einer Anzahl von bis zu 500 000 Muskelfasern, die in Muskelbündeln zusammengefasst sind. Eine einzelne Muskelfaser kann bei einem Skelettmuskel bis zu 15 Zentimeter lang werden.

Die Besonderheit der Skelettmuskulatur ist ihre Fähigkeit, sich willkürlich zu kontrahieren. Sie kann eingehende Nervenimpulse verarbeiten und über das Zusammenziehen und Spannen der Muskelfasern dynamische Bewegungs- und statische Halteaufgaben verrichten. Für diese Aufgaben benötigt sie

Energie (ATP = Adenosintriphosphat), die aus den angelieferten Nährstoffen und Sauerstoff vor Ort hergestellt wird. Um das optimal zu gewährleisten, ist die Muskulatur über ein feines Kapillarsystem sehr gut durchblutet.

Jeder Muskel hat einen Ruhetonus (= Grundspannung), der ständig gemessen und angepasst wird. Durch die Haltung vor dem Computer erhöht sich diese Grundspannung in einigen Muskeln enorm. Das kann bei starker Ausprägung direkt Schmerzen auslösen.

Der entscheidende Effekt ist allerdings, dass die **lang anhaltende Dauerspannung** die Blutzufuhr abdrückt und so den Muskel im wahrsten Sinne des Wortes sauer werden lässt. Der gesunkene pH-Wert ist dann **der schmerzauslösende Reiz[3].** Die Verspannung ist der Verursacher.

Muskeln brennen

SELBSTTEST ››› Nehmen Sie einen leichten Gegenstand in die Hand und strecken Sie den Arm damit gerade nach vorn aus. Versuchen Sie das so lange wie möglich zu halten. Spätestens nach 2 Minuten werden Sie merken, dass es in der Schultermuskulatur anfängt zu brennen. Wenn Sie den Arm wieder runternehmen, klingt das Brennen allmählich wieder ab. Der Auslöser für dieses schmerzende Brennen heißt Laktat. Dieser Stoff entsteht, wenn die Muskulatur arbeiten muss, dafür jedoch nicht genügend Sauerstoff zur Verfügung hat. Genau das muss unser Nacken den ganzen Tag am Schreibtisch leisten, wenn er Kopf und Schultern tragen muss. Kein Wunder, dass er damit überfordert ist und schmerzt. Wer das Laktat intensiver spüren will, setzt sich – ohne Stuhl – mit geradem Rücken (Knie rechtwinklig) an die Wand. Wenn Sie mehr als eine Minute und 30 Sekunden schaffen, sind Sie sehr gut.

Faszien verfilzen

Faszien sind das strukturgebende und verbindende Gewebe für den gesamten Körper. Egal ob in Muskeln, Sehnen, Kapseln oder unter der Haut, sie sind überall vorhanden. Mal sind sie sehr kräftig und zugfest und manchmal nur ganz fein und zart. Der Faszienforscher Thomas W. Myers hat das am Beispiel einer aufgeschnittenen Grapefruit gezeigt. Dort wird das Fruchtfleisch in kleinsten Segmenten von einer dünnen Haut umschlossen, die zur Schale hin dicker und fester wird. Nach diesem Prinzip sind auch die Muskeln und ihre Fasern als funktionelle Einheit untrennbar mit der Faszie verbunden, weshalb dieser Komplex auch als Myofaszie (*Myo* = Muskel) bezeichnet wird. In dieser Form kennen die meisten die Faszien wahrscheinlich als die weiße Gewebsschicht, die vom Fleisch entfernt wird, weil sie beim Essen schlecht zu kauen ist. Aber ihre Funktion im Körper ist von elementarer Bedeutung. Die Faszien sind an allen Stoffwechselvorgängen beteiligt und lassen Muskeln geschmeidig übereinandergleiten. An anderen Stellen verbinden Faszien die Muskeln zu funktionalen Ketten, um Kräfte in einer Gesamtbe-

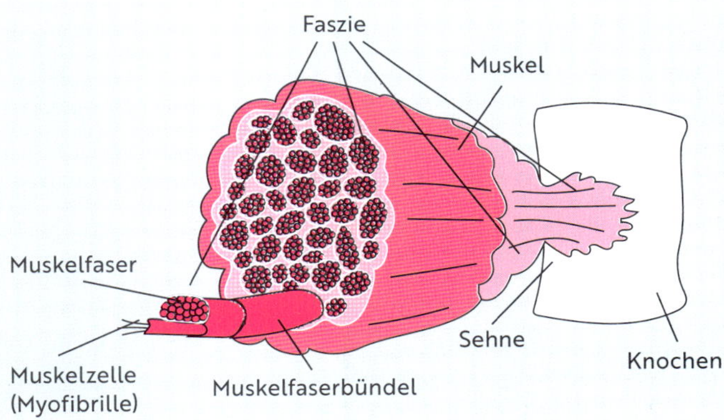

wegung optimal zu übertragen. Der Humanbiologe Robert Schleip bezeichnet sie sogar als sechstes Sinnesorgan, denn sie besitzen einen hohen Anteil an Sinnesfühlern für die Körperwahrnehmung und Schmerz.

Die Struktur der **Faszien** wird **aus Kollagen und Elastin** gebildet, die wie ein zugelastisches Gitternetz zusammengesetzt sind. Dieses Netzwerk wird von der umgebenden Flüssigkeit ernährt. Bewegungsarmut und statische Überlastung vermitteln der Faszie, dass ein Gleiten der Bindegewebseinheiten gegeneinander nicht nötig ist. Es entstehen sogenannte Crosslinks. Diese Querverbindungen im Gitternetz machen das Gewebe unflexibel und lassen es verkleben und verfilzen. Das schränkt dann wiederum die Bewegung ein, senkt die Nährstoffversorgung und macht die Faszie verletzlich. Das ist der perfekte Nährboden für Schmerzen. Eine verfilzte Faszie ist wie ein Wollpullover, der zu heiß gewaschen wurde. Er ist zu eng und die Wollfäden sind beschädigt. Wenn Sie sich damit bewegen wollen, wird Ihnen das schwerfallen und der Pullover könnte an einigen Stellen reißen.

Triggerpunkte entstehen

Triggerpunkte sind schmerzhafte Spannungsknoten in einem Muskel. Sie entstehen, weil sich Muskelfasern, als Antwort auf eine Dauerspannung, lokal verkrampfen und so verhärten. Da Muskeln und Faszien immer untrennbar miteinander verbunden sind, verfestigt sich das gesamte Gewebe in diesen Spannungspunkten. Demnach werden diese Hotspots auch als myofasziale Triggerpunkte bezeichnet. Das Ausmaß der Gewebeverhärtung kann von einem kleinen Knubbel bis hin zu Walnussgröße reichen. Die Triggerpunkte sind recht gut zu finden, weil sie beim Draufdrücken Schmerzen auslösen oder sogar in andere Regionen Schmerzen ausstrahlen. Sie entstehen häufig in Haltemus-

Myofasziale Triggerpunkte

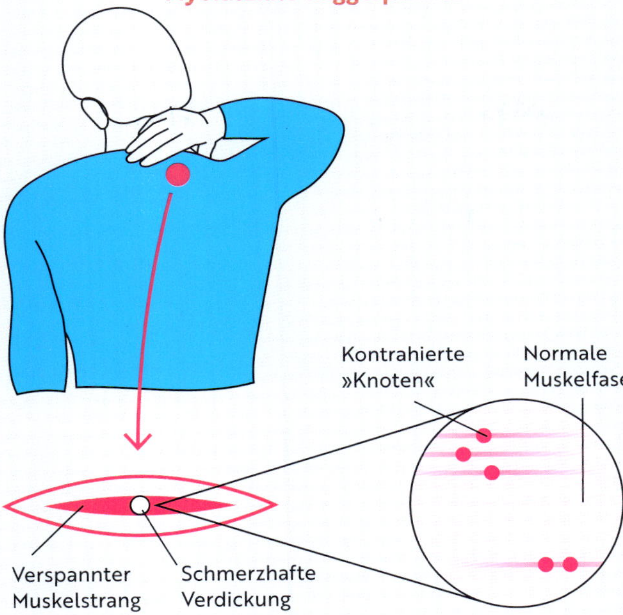

keln, wo die eintönige Beanspruchung zu Überlastung führt. Diese lokalen Schmerzpunkte sorgen für eine weitere Überspannung des gesamten Muskels. Die Nackenmuskeln von Schreibtischtätern sind besonders stark davon betroffen. In meinen Workshops und Trainings für diese Berufsgruppe habe ich in unzählige Nacken gedrückt und sie behandelt. Es gab fast niemanden, der keine verhärteten Triggerpunkte dort hatte. Ein beherztes, längeres Drücken strahlt dann oft bis in den Kopf oder zur Schulter hin aus. Durch dieses Drücken und Bearbeiten können die Triggerpunkte behandelt und die Muskelspannung herabgesetzt werden.

Mehr zur Selbstbehandlung von Schmerzpunkten in Kapitel 5 ›››

Wenn Stress schmerzt

Das Beispiel, dass unter hohem beruflichem oder privatem Stressaufkommen Schmerzen auftreten, die im Urlaub plötzlich wieder verschwinden, haben Sie vielleicht auch schon erlebt. Dafür gibt es zwei miteinander verbundene Erklärungsansätze.

1. In Stresssituationen soll der Körper in erhöhte Leistungsbereitschaft versetzt werden. Dafür schüttet er unter anderem die Stresshormone Adrenalin und Cortisol aus. Diese sorgen mit vielfältigen Reaktionen für eine schnelle Energiebereitstellung in der Muskulatur und eine Erhöhung der Spannung in den Muskelfaszien. Längere Stressphasen behindern das dauergespannte Muskelfaszien-System in seiner Nährstoff- und Sauerstoffversorgung, was direkt zu Schmerzen führt. Die so gestressten Faszien verkleben leichter und werden porös, was sie dann wiederum noch schmerzanfälliger macht.
2. Die Stresssituation ist nur das Tüpfelchen auf dem i. Denn wenn im Körper alles in guter Balance ist, wird der Stress nicht gleich zu Schmerzen führen. So bauen viele Menschen über Jahre mit ihrer Haltung Spannungsmuster auf, die kurz vor der Schmerzgrenze stehen. Jetzt braucht es nur noch die knapp bemessene Deadline oder einen anderen Stressor, und plötzlich ist der Schmerz präsent. Das spricht auch dafür, dass die meisten Menschen unter Stress immer wieder an genau den gleichen Stellen im Körper ihre Schmerzen bekommen.

Es gibt übrigens auch die umgekehrte Wechselwirkung, dass Schmerzen richtig stressen können. Damit drehen wir uns dann im Kreis.

Diesen Kreis können Sie mit Bewegung gut durchbrechen. Denn in dieser bewegten Zeit hat der Schmerz keine Chance, sich in unser Gehirn einzubrennen, und es entwickelt sich kein Schmerzgedächtnis. Ganz nebenbei werden auch noch die

Stresshormone dafür verbraucht, für was sie eigentlich gedacht sind, nämlich eine erhöhte Leistungsbereitschaft tatsächlich abzurufen.

Ein gutes Beispiel für das veränderte Schmerzempfinden in Bewegung ist der Fußball spielende Opa. Während er mit seinem Enkel ganz begeistert den Ball hin und her spielt und noch ein paar Tricks aus seiner Jugend vorführt, hat er ganz vergessen, dass er ja eigentlich Rückenschmerzen hatte. Selbst wenn es mal zwackt, wird das generös überspielt: »Ach, das macht doch nix.« Und wenn er sich dabei nicht verletzt hat, war diese kleine Bewegungseinheit für ihn ein körperlicher und emotionaler Volltreffer. Eingerostete Gewebestrukturen wurden wiederbelebt, die Muskeln haben sich daran erinnert, was sie einmal konnten (Muscle Memory Effect), und die ausgeschütteten Endorphine wirken als Stimmungsaufheller und körpereigenes Schmerzmittel zugleich. Wahnsinn, was der Körper alles so kann. Wir müssen ihn nur bewegen.

Red Flags – wann zum Arzt?

In einigen Fällen oder bei Unsicherheit empfiehlt es sich trotzdem, einen Arzt oder Therapeuten aufzusuchen, damit Sie wissen, dass Sie auf der richtigen Seite sind. In manchen Fällen ist es sogar unumgänglich, das zu tun, nämlich …

- **bei starken, akuten Schmerzen,**
- **nach Verletzungen,**
- **bei Schmerzen, die in Arm oder Bein ausstrahlen und dort mit einem Taubheitsgefühl und Kribbeln verbunden sind,**
- **bei starken Schmerzen auch in Ruhe, in der Nacht,**
- **bei Wärmeentwicklung im Gelenk,**
- **bei zunehmender Muskelschwäche und**
- **bei unfreiwilligem Gewichtsverlust.**

Die Haltung dem Schreibtisch angepasst

Dass sich die Form an die Funktion anpasst, lässt sich sehr gut an einem Bodybuilder erkennen. Mit wirksamen Übungen, einem optimalen Verhältnis von Belastung und Regeneration und einer eisernen Disziplin lassen sich Muskeln aufbauen und der Körper formen. Keine Angst, ich will Sie hier nicht zum Homeoffice-Bodybuilder machen. Das Beispiel zeigt jedoch, dass sich der menschliche Körper sehr gut an das anpassen kann, was ihm regelmäßig abverlangt wird. Das gilt im Positiven genauso wie im Negativen. »Use it or lose it« heißt das Gesetz. Der Körper ist in ständigen Umbau- und Anpassungsprozessen an seinen gelebten Alltag. Dort, wo Muskeln, Faszien, Sehnen, Knochen und Knorpel auf Belastung treffen, wird angebaut. Andersherum wird dort, wo es nicht notwendig ist, abgebaut und verkürzt.

Bei der Bildschirmarbeit ist der Kopf auf den Monitor fixiert, während die Arme vor dem Körper ihre Arbeit mit Tastatur, Maus oder Touchpad verrichten müssen. Um Arme und Kopf in eine geeignete Position zu bringen, muss sich der Rest des Körpers nach diesen beiden Fixpunkten ausrichten und gehalten werden. Das Sitzen vor dem Bildschirm zwingt die meisten von uns langfristig in eine gebeugte Haltung, bei der die Schultern nach vorn gerundet sind und die Halswirbelsäule überstreckt ist. So wird auf der Körpervorderseite hüftaufwärts alles in eine erzwungene Verkürzung gezogen. Die Rückseite muss dagegen versuchen, uns gegen die Schwerkraft aufrecht zu halten, damit wir nicht völlig in uns zusammensacken und mit dem Kopf auf die Tischplatte sinken. Sie muss dauerhaft richtig hart arbeiten. Einfach gesagt: **Die Vorderseite ist verkürzt, die Rückseite ist verspannt**.

Muskuläre Dysbalancen

Das Missverhältnis von Verkürzung und Verspannung zweier Muskeln, die als jeweilige Gegenspieler auf das gleiche Gelenk wirken, wird als **muskuläre Dysbalancen** bezeichnet. Der ungleichmäßige Zug der Muskeln hat Auswirkungen auf die Gelenkstellung, Haltung und Beweglichkeit. Und Sie ahnen es: Das kann wehtun.

Spannungstäter und Spannungsopfer

Das ungleiche Spiel der Muskeln kann sich sogar noch weiter aufschaukeln. Je stärker die Vorderseite verkürzt ist, desto intensiver versucht die Hinterseite das mit noch mehr Kraft wieder in die richtige Richtung zu ziehen. Worauf die Vorderseite dann auch wieder mit einer Gegenspannung antwortet. Und so beginnt ein Teufelskreis und Gelenke werden ungünstig aufeinandergepresst.

In diesem System aus Spannung und Gegenspannung kristallisieren sich dann einige Muskeln als Opfer heraus. Sie schmer-

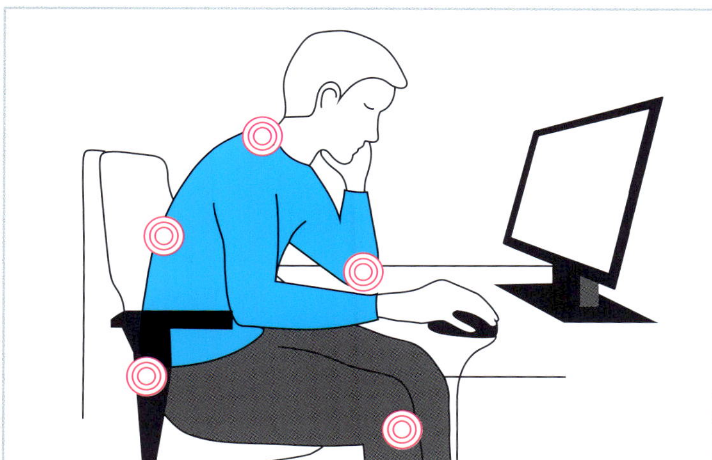

zen und wollen behandelt werden. Das sollten Sie auch tun. Aber genauso wichtig ist es, die Täter ausfindig zu machen und ihr Treiben zu unterbinden. Das ist nicht immer ganz so einfach wie bei den Opfern, denn die Täter sagen nicht immer laut, dass sie schuldig sind. Sie schmerzen meistens nicht – wie im echten Leben. Das Gute an einem ausgewogenen Training ist, dass Opfer behandelt und Täter langfristig ausgeschaltet werden. Der folgende Abschnitt zeigt Ihnen, was Sie bei verschiedenen Ursachen konkret tun können.

Auf zur Lösung

Die Lösung, um auch im Homeoffice fit und schmerzfrei zu bleiben, heißt, ausgleichende Bewegungen direkt in den Arbeitsalltag zu integrieren und den Arbeitsplatz ergonomisch einzurichten. Mit dieser Kombination aus Bekämpfung der Ursache und Behandlung der Symptome erzielen Sie den optimalen Effekt. In diesem Unterkapitel widme ich mich dem Körper, in Kapitel 3 folgt dann das Mobiliar.

Die Büroklammer zurückbiegen

Vergleichen wir unseren Körper mal mit einer Büroklammer, die wir mit leichtem Druck ganz allmählich aufbiegen. Genau das passiert mit dem Körper beim Arbeiten am Schreibtisch. Langsam, aber stetig werden wir verbogen. Nun ist es eine Option, die Büroklammer genauso langsam wieder in die Gegenrichtung zu drücken. Die zeitoptimierte Version des Zurückbiegens bedeutet, 15 Minuten am Tag gezielte Übungen durchzuführen. Der zusätzliche Effekt dieser Übungen ist: Sie sind belebend und entspannend für alle überforderten Muskeln und Gelenke.

Die Regeln für Bewegung im Homeoffice lauten:

- Insgesamt 15 Minuten am Tag funktional bewegen
- Davon ein 7-Minuten-Bewegungsprogramm am Stück durchführen
- Kleine 2-Minuten-Bewegungspausen über den Tag verteilen
- Alle 45 Minuten vom Arbeitsplatz aufstehen und für 5 Minuten etwas anderes tun

Die Prinzipien der Übungen heißen:

- Groß denken: Funktionale Ketten im Körper als Ganzes bewegen (7-Minuten-Programm)
- Lokal behandeln: Muskuläre Dysbalancen ausgleichen und überlastete Strukturen versorgen und entspannen (2-Minuten-Bewegungspausen)

Groß denken

TEST ››› Erinnern Sie sich an den Test der Rumpfbeugung, bei dem Sie mit gestreckten Knien so weit wie möglich mit den Fingern zum Boden kommen sollten? Den können Sie jetzt gern noch mal wiederholen. Merken Sie sich die Reichweite gut.

Jetzt folgt eine kleine Fußmassage für circa 2 Minuten. Dafür können Sie einen Tennis- oder Golfball nehmen. Wenn beides nicht vorhanden ist, funktioniert zum Beispiel auch ein kleiner Gewürzstreuer gut. Stellen Sie sich hin und legen den Ball oder Gewürzstreuer unter den Fuß (ohne Schuhe). Dann rollen Sie mit beherztem Druck die Fußsohle darüber. Hin und her. Dort, wo es am meisten schmerzt, können Sie auch ein bisschen länger rollen. Nach der Massage führen Sie bitte den Rumpfbeugetest noch einmal durch. In den meisten Fällen kommen die Leute danach weiter runter als vorher. Ohne dass sie irgendwas gedehnt haben. Wie kann das sein? Die verbesserte Reichweite ist mit einer Kettenreaktion in der myofaszialen Rückenlinie zu erklären, die an der Fußsohle ihren Ursprung hat und über den Rücken weiter verläuft.

Mehr Faszienübungen in Kapitel 5 »»

Kettenreaktion

Sämtliche Muskeln im Körper sind über Faszien zu funktionalen Ketten miteinander verbunden. Sie werden von Thomas W. Myers als »Myofasziale Leitbahnen«[4] beschrieben, die als eine Einheit funktionieren. Wenn ein Abschnitt in diesen Leitbahnen verspannt oder beschädigt ist, hat das auch Auswirkungen auf die gesamte Kette. Die Spannungen übertragen sich wie bei einer klassischen Kettenreaktion. Im Fall der Fußmassage ist die Fußsohle der Beginn der oberflächlichen Rückenlinie, die sich über die Beinrückseite, den Rücken, den Hals bis weiter über den Kopf nach vorn zur Stirn zieht. So ist es gut möglich, dass Sie mit Übungen, die den Fuß und den Rücken entspannen, gleichzeitig Nacken- und Spannungskopfschmerzen lösen.

An diesem Wissen – dass der Körper Bewegungen in Muskelketten durchführt und auch Schmerzen innerhalb dieser Ketten weiterleitet – orientieren sich die Übungen der 7-Minuten-Programme. Sie beugen, strecken und rotieren den Körper als Ganzes, um die gesamte Funktionalität der Ketten zu nutzen. Dieser Ansatz hat seinen Ursprung in der Physiotherapie und ist die Grundlage des modernen Functional Training.

Für das erste Reinspüren probieren Sie auf Seite 42 gleich eine Übung für die Frontal- und Armlinien als Gegenmaßnahmen zum gebeugten Sitzen.

Das Komplettprogramm folgt in Kapitel 4 »»

Myofasziale Leitbahnen des Körpers

- Die Rückenlinie verläuft von der Fußsohle über die Beinrückseite, den Rücken, den Hals, über den Kopf bis zur Stirn.
- Die Frontallinie ist der Gegenspieler zur Rückenlinie. Sie verläuft von der Fußoberseite die Beine entlang über die Bauchmuskeln bis zum Hals.
- Die Seitenlinie verläuft seitlich vom Fuß über die seitlichen Bauchmuskeln bis zum Hals.
- Die Spirallinie verläuft diagonal durch den Körper. Sie kreuzt auf der Vorderseite schräg durch die Bauchmuskeln und auf der Rückseite diagonal vom Schulterblatt bis zum Hinterkopf.
- Die Armlinien verlaufen auf der Vorderseite von der Brustmuskulatur bis in die Handfläche und auf der Rückseite vom Nacken über die Schultermuskulatur bis zur Hand.

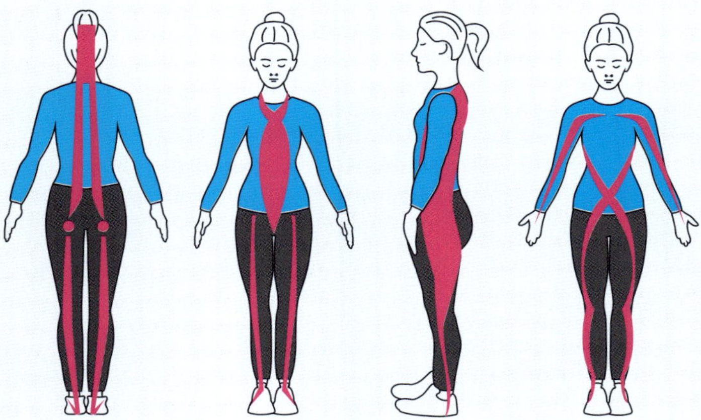

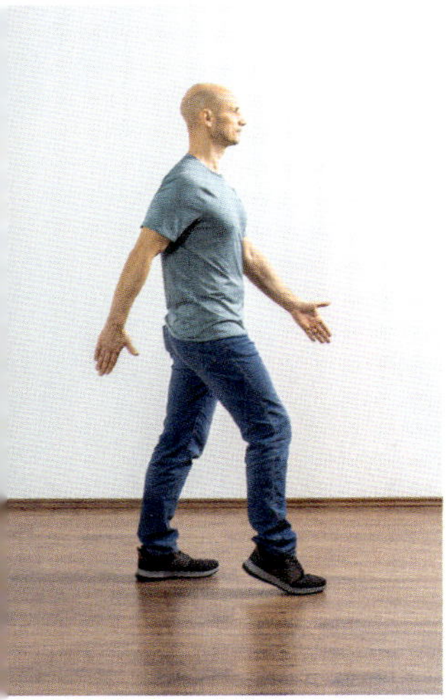

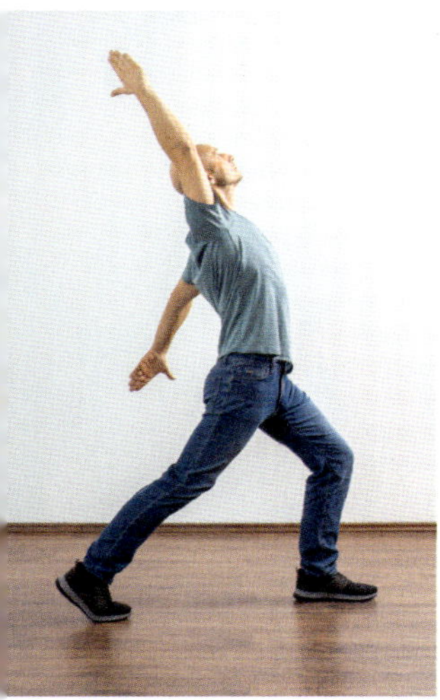

AUSGANGSPOSITION › *Das linke Bein ist Standbein, das rechte Bein tippt vor dem Körper mit der Fußspitze auf, der rechte Arm ist nach hinten gestreckt, der Daumen zeigt nach vorn.*

DURCHFÜHRUNG › *Beugen Sie das linke Bein, während Sie mit dem rechten Bein nach hinten in den Ausfallschritt gehen. Gleichzeitig geht der rechte Arm so weit wie möglich nach oben über den Kopf und, wenn möglich, weiter in die Überstreckung nach hinten. Der Blick geht zur Decke.*

Diese Endposition halten Sie für 5 Sekunden. Zurück in die Ausgangsposition, um dann die nächste Wiederholung zu starten.

WIEDERHOLUNGEN › *5 pro Seite*

WICHTIG › *Maximale Bogenspannung auf der rechten Seite, die Hüfte rechts weit nach vorn schieben.*

EINFACHE VARIANTE › *Sie können die Übung am Anfang einfacher gestalten, indem Sie das Standbein gestreckt lassen und mit dem anderen Bein nur nach hinten tippen. Die Armbewegung bleibt gleich.*

Lokal behandeln

Jede Kette ist nur so stark wie ihr schwächstes Glied. Diesen Satz haben Sie sicherlich schon oft gehört. Dasselbe gilt auch für den Körper. Die Schwachstellen und Problemzonen sind dabei individuell unterschiedlich. Bei den typischen Beschwerden von Schreibtischarbeitern betrachten wir die einzelnen Kettenglieder und prüfen, wo die klassischen Verursacher für Schmerzen liegen und wie wir die Opfer behandeln können. Denn anders als bei einer normalen Kette, die irgendwann am schwächsten Glied einfach reißt, gleichen beim Körper andere Strukturen die Schwachstellen aus. Die Beschwerden tauchen dann hauptsächlich bei den ausgleichenden Muskeln auf und nicht an den eigentlichen Schwachstellen. Die ausgleichenden Muskeln und Gelenke sind mit ihrer Zusatzaufgabe überfordert und beginnen zu schmerzen. So kann beispielsweise eine verkürzte Brustmuskulatur (Schwachstelle) die Ursache für einen Rundrücken sein. Die Leidtragenden sind dann die Hals- und Nackenmuskeln, die mit noch mehr Anspannung den Rundrücken ausgleichen, indem sie den Kopf noch weiter überstrecken, damit der Mensch vernünftig auf den Bildschirm schauen kann.

Was bedeutet dieser Sachverhalt für die Verbesserung Ihrer Beschwerden? Eine Verbesserung an einem Abschnitt der Kette wirkt sich sofort auch positiv auf die umliegenden und weiter entfernten Muskeln und Gelenke aus. Für das Ausgleichen von Schwachstellen und Versorgen von schmerzenden Strukturen sind Mobilisations- und Dehnübungen das Mittel der Wahl.

Mobilisationsübungen werden in fließenden Bewegungen mit mehreren Wiederholungen durchgeführt. Die wiederholte Beanspruchung über den gesamten Bewegungsumfang versorgt die Gelenke, Muskeln und Faszien mit Nährstoffen und regt den Austausch von Flüssigkeiten und Abbauprodukten an.

Dehnübungen setzen die Muskelspannung herab und erhöhen das Bewegungsausmaß (mehr zum Thema Dehnen in Kapitel 4). Sie wirken entspannend auf überlastete Muskeln und Faszien und ausgleichend für verkürzte Strukturen.

Die endgradigen Dehnpositionen werden langsam eingenommen und dann für 20 Sekunden gehalten. Die richtige Dosierung der Übung zeigt Ihnen ein moderater Dehnschmerz in der lang gezogenen Muskulatur.

Die Problemstellen gezielt bearbeiten

Da sich die Problemstellen von Schreibtischtätern vorrangig im unteren Rücken, zwischen den Schulterblättern sowie im Hals- und Nackenbereich manifestieren, sind die folgenden **2-Minuten-Bewegungspausen** mit jeweils drei Übungen genau auf diese Regionen fokussiert. Da der Nacken durch die Nutzung von Laptop, Smartphone und Co. besonders schmerzanfällig ist, wird dieser mit vier Übungen behandelt.

Die Füße, Sprunggelenke und Knie spielen beim Sitzen eher eine passive Rolle. Sie sollen in den Bewegungsprogrammen dennoch nicht vernachlässigt werden und sind deshalb in den 7-Minuten-Ganzkörper-Programmen integriert. Doch vor allem ab der Hüfte ist richtig Haltung gefragt. Daher beginnen wir genau dort in der Verursacherkette.

Der untere Rücken

Langes Sitzen komprimiert die Bandscheiben, und die Muskeln und Faszien der Rückenlinie verspannen sich. Daher ist ein Teil der Lösung, direkt dort zu suchen und zu behandeln. Ein anderer entscheidender Verursacher ist aber genau auf der Gegenseite zu finden. Es ist der Hüftbeuger, der sich durch langes Sitzen verkürzt und verspannt. Da er ebenfalls an der Wirbelsäule verankert ist, kann er genau dort (an der Lendenwirbelsäule) die Spannung erhöhen. Zusätzlich macht ein verkürzter Hüftbeuger die Beckenaufrichtung schwer und verlangt so vom Rückenstrecker noch mehr Kraftanstrengung für die Aufrichtung des gesamten Oberkörpers. Die Gesäßmuskulatur ist der Gegenspieler zum Hüftbeuger und sollte immer wieder aktiviert werden. Im Alltag heißt das: Jede gelaufene Treppenstufe trainiert den Hintern, streckt die Hüfte und hilft so gegen Rückenschmerzen.

Die Lösung ›››

UNTERER RÜCKEN 1

› **Hüftbeuger dehnen**
› **Gesäß aktivieren**

AUSGANGSPOSITION › *Gehen Sie im Stand mit dem rechten Bein nach hinten in einen großen Ausfallschritt.*

DURCHFÜHRUNG › *Schieben Sie das Becken nach vorn und unten. Spannen Sie zusätzlich rechts die Gesäßmuskulatur an.*

WIEDERHOLUNG › *1-mal pro Seite 20 Sekunden halten.*

WICHTIG › *Es muss an der rechten Seite vorn an der Hüfte ziehen. Nicht ins Hohlkreuz gehen, der Rücken bleibt gerade und lang.*

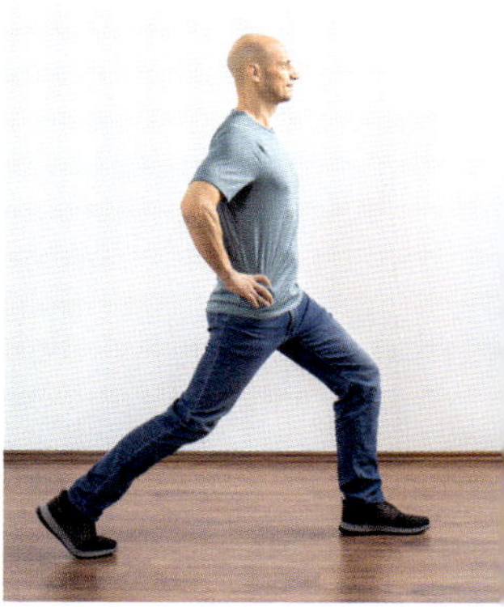

UNTERER RÜCKEN 2

› Bandscheiben versorgen
› auf- und abrollen

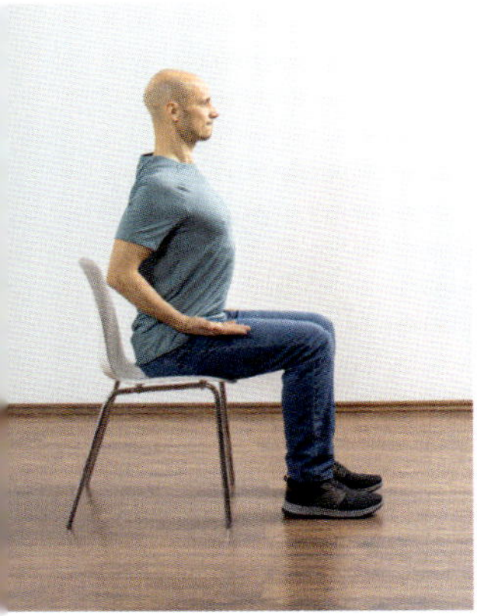

AUSGANGSPOSITION › *Sie sitzen vorn auf der Stuhlkante in Rundrücken-Haltung. Die Hände liegen auf den Knien.*

DURCHFÜHRUNG › *Rollen Sie sich Wirbel für Wirbel auf, bis Sie in einer überstreckten Haltung sind. Ziehen Sie die Ellenbogen zurück, die Handflächen zeigen dabei nach oben.*

ENDPOSITION › *Das Brustbein zeigt zur Decke. Die Schulterblätter sind hinten zusammengepresst.*

WIEDERHOLUNGEN › *15-mal langsam im Flow auf- und abrollen, die Endposition jedes Mal 1 Sekunde halten.*

UNTERER RÜCKEN 3

› Rückenstrecker entspannen, sitzend

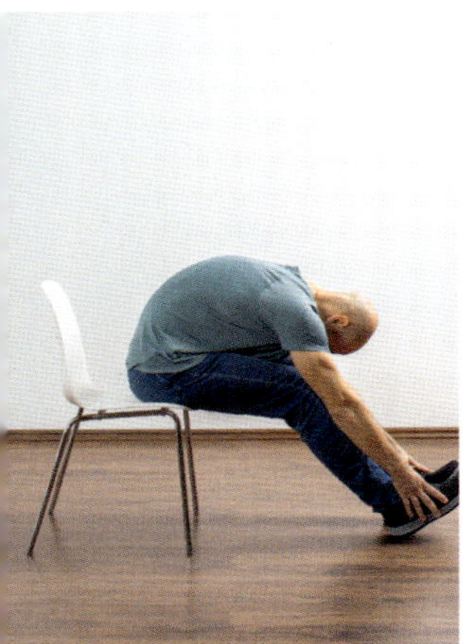

AUSGANGSPOSITION › *Setzen Sie sich vorn auf eine Stuhlkante. Beugen Sie die Knie nur leicht, die Füße sind etwas weiter vorn aufgestellt.*

DURCHFÜHRUNG › *Beugen Sie sich mit den Händen so weit wie möglich nach vorn. Vielleicht können Sie die Füße greifen.*

WIEDERHOLUNG › *1-mal 20 Sekunden halten.*

WICHTIG › *Wölben Sie in der Endposition den unteren Rücken so weit es geht Richtung Decke, der Rücken ist hier also rund. Atmen Sie zusätzlich tief in den Bauch. Das bringt Dehnung in die Lendenwirbelsäule.*

Zwischen den Schulterblättern – Brustwirbelsäule

Schmerzen im Bereich der Brustwirbelsäule werden hauptsächlich durch nach vorn gezogene Schultern und eine entsprechende Kopfposition verursacht. So verfestigen sich die Wirbel- und Rippengelenke in dieser gerundeten Position. Zusätzlich verspannen sich die Schulterblattmuskeln, die im Bereich der BWS verankert sind. Und auch hier gibt es wieder Übeltäter, die auf der Gegenseite zu finden sind: die verkürzte Brust-, vordere Schulter- und Bauchmuskulatur. In diesem Fall ist es wichtig, die Brustwirbelsäule immer wieder zu mobilisieren, den Schulterblättern zu zeigen, wo sie hingehören, und die Übeltäter lang zu ziehen.

Die Lösung ›››

BRUST-WIRBELSÄULE 1

› **Wand wegschieben**
› **Brustwirbelsäule mobilisieren**

AUSGANGSPOSITION › *Setzen Sie sich mit aufrechtem Oberkörper vorn auf eine Stuhlkante.*

DURCHFÜHRUNG › *Rotieren Sie die Schulterachse abwechselnd nach rechts und links. Die Hände unterstützen die Rotation, indem sie so weit wie möglich zur gegenüberliegenden Wand schieben.*

WIEDERHOLUNGEN › *10-mal pro Seite, langsam im Flow*

WICHTIG › *Den Oberkörper beim Rotieren aufrecht halten. Das Becken fixieren. Dass das gut klappt, erkennen Sie daran, dass sich die Knie nicht mitbewegen.*

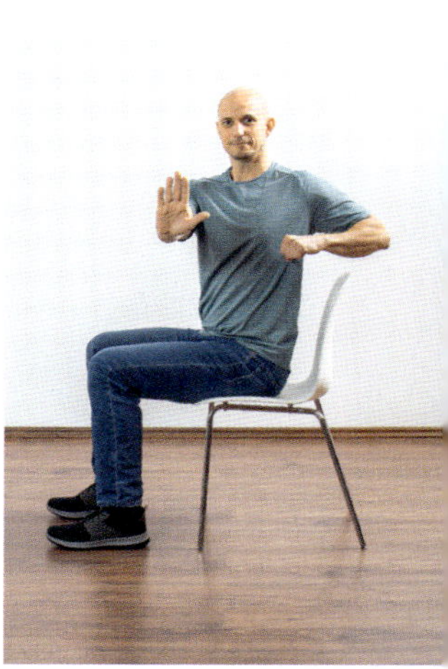

2 Schulterblattmuskeln nach hinten trainieren

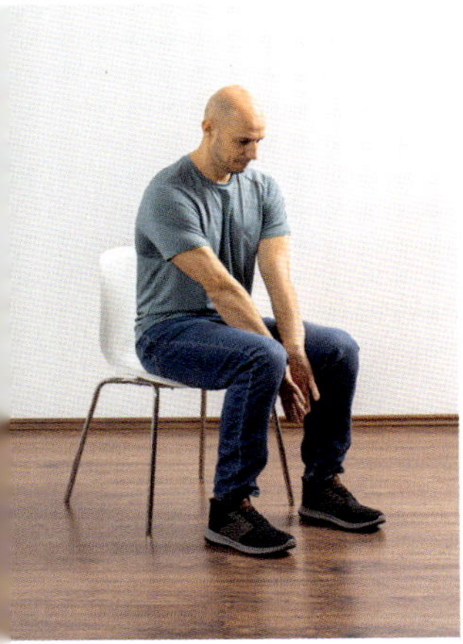

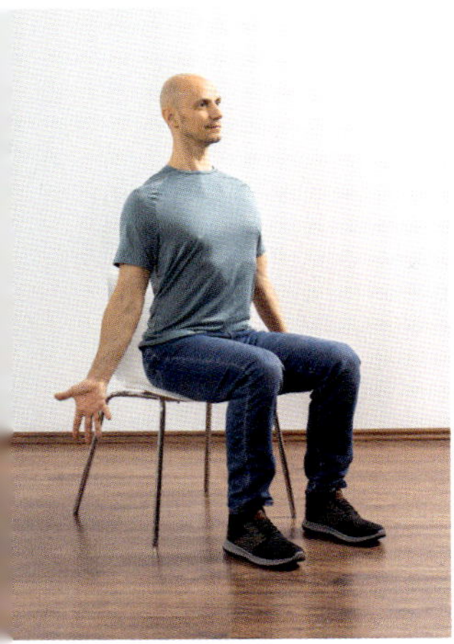

AUSGANGSPOSITION › *Sie sitzen auf der Stuhlkante. Der Oberkörper ist nach vorn gerundet. Die Arme nach vorn unten strecken, sodass die Hände zwischen den Beinen sind, dabei die Handrücken aneinanderlegen.*

DURCHFÜHRUNG › *Richten Sie den Oberkörper auf. Öffnen Sie gleichzeitig die Arme seitlich nach unten und drehen Sie die Arme aus, sodass die Handflächen nach vorn oder außen zeigen. Drehen Sie die Daumen so weit wie möglich nach hinten.*

ENDPOSITION › *Das Brustbein ist nach oben gerichtet, die Schulterblätter ziehen nach hinten und unten zueinander, die Daumen sind nach außen und hinten gedreht.*

WIEDERHOLUNGEN › *15-mal langsam, die Endposition 2 Sekunden halten.*

WICHTIG › *Lassen Sie während der gesamten Übung die Schultern immer unten. Nicht zu den Ohren hochziehen.*

3 › Vordere Schulter und Brust dehnen

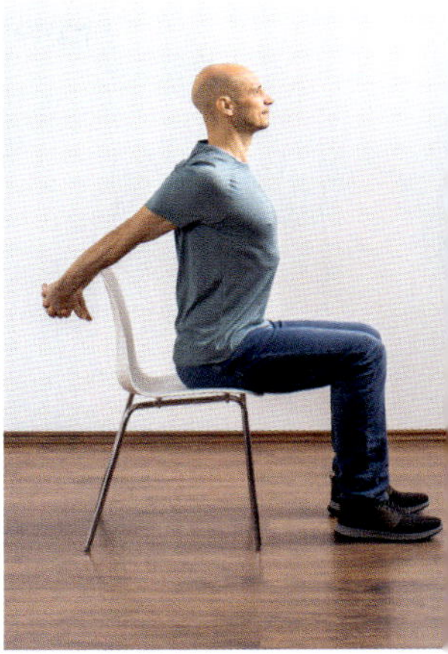

AUSGANGSPOSITION › *Setzen Sie sich vorn auf eine Stuhlkante.*

DURCHFÜHRUNG › *Strecken Sie die Arme nach hinten und verschränken Sie die Finger hinter dem Körper ineinander. Die Daumen zeigen dabei nach unten beziehungsweise zum Körper. Strecken Sie das Brustbein weit nach vorn oben und ziehen Sie die Arme nach hinten oben.*

ENDPOSITION › *Das Brustbein ist nach oben gerichtet, die Schulterblätter ziehen nach hinten und unten zueinander, die Arme sind gestreckt.*

WIEDERHOLUNG › *1-mal 20 Sekunden halten; kleine federnde Bewegungen nach oben sind auch erlaubt.*

Schultern

Die Schulter ist das beweglichste Gelenk im Körper. Ihre Beweglichkeit erlangt sie durch das komplexe Zusammenspiel von Schulterblatt, Schlüsselbein, Oberarmknochen und vielen Muskeln und Bändern. Im täglichen Leben und vor allem am Computer wird das gesamte Bewegungsausmaß selten genutzt. Schmerzen in der Schulter können sehr unterschiedlich ausfallen. Wenn Sie den Arm seitlich nicht mehr richtig heben können, weil ein stechender Schmerz im Gelenk Sie daran hindert, rate ich zu einem Besuch beim Arzt oder Therapeuten. Alles, was sich schwergängig und verspannt anfühlt, ist mit den folgenden Übungen zu lösen.

Eine wichtige Lösung haben Sie mit den vorherigen Übungen sogar schon geleistet, indem Sie die Schulterblattstellung korrigiert haben. Denn wenn die Basis richtig steht, kann sich das Gelenk gut bewegen. Lösung Nummer zwei lautet: Bewegung in alle Richtungen und Störenfriede wegdehnen. Auch hier ist wieder die Brustmuskulatur der Spannungstäter.

Die Lösung »»

SCHULTER 1 › Armkreisen rückwärts

AUSGANGSPOSITION › *Sie stehen in Neutralstellung. Die Arme sind unten. Die Daumen zeigen nach vorn.*

DURCHFÜHRUNG › *Strecken Sie die Arme in einem langen Halbkreis über vorn nach oben über den Kopf. Dort öffnen Sie die Arme und führen die Kreisbewegung nach hinten unten weiter fort, bis Sie die Startposition wieder erreicht haben. Dann folgt die nächste Runde.*

WIEDERHOLUNGEN › *15-mal langsam im Flow*

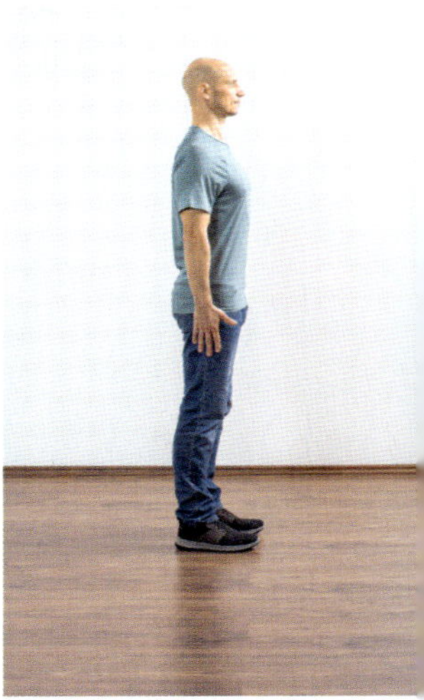

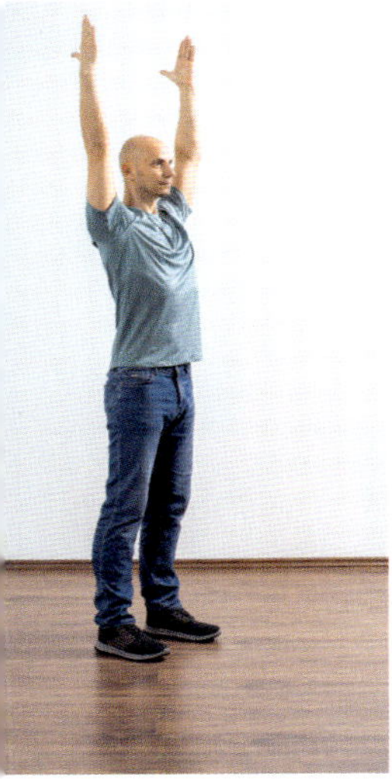

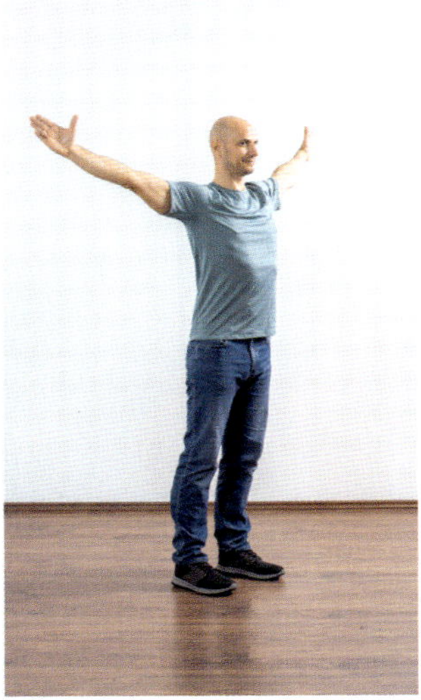

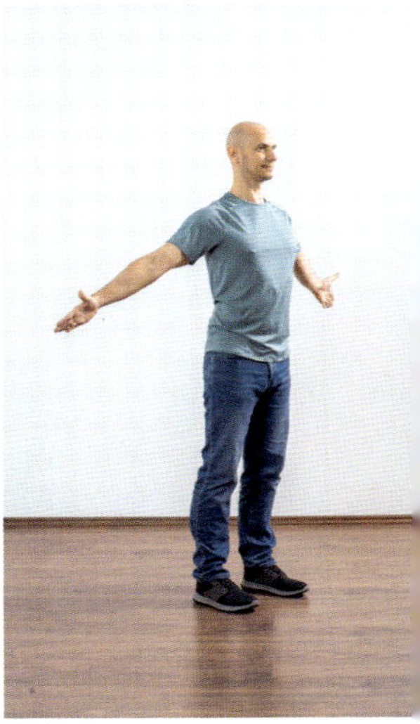

SCHULTER 2 › Schulterrotation nach innen und außen

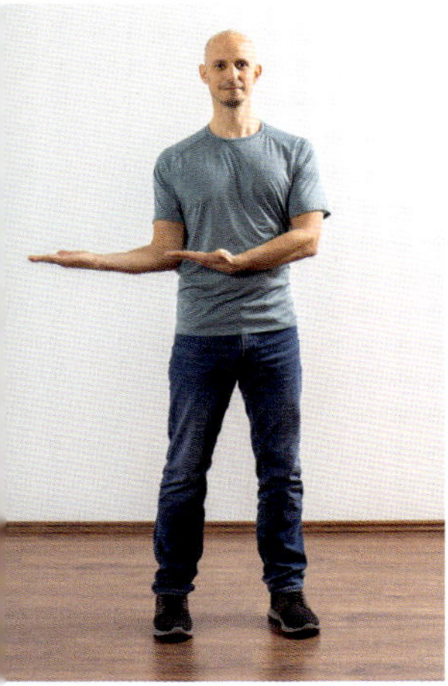

AUSGANGSPOSITION › *Sie stehen in Neutralstellung, die Ellenbogen sind seitlich am Körper fixiert und im rechten Winkel gebeugt, als würden Sie ein Tablett tragen. Die Handflächen zeigen also nach oben.*

DURCHFÜHRUNG › *Bewegen Sie die Unterarme nach links und rechts, während die Ellenbogen dicht am Körper bleiben.*

WIEDERHOLUNGEN › *10-mal zu jeder Seite im Wechsel hin- und herbewegen.*

WICHTIG › *Wenn Sie die Ellenbogen eng am Körper lassen, mobilisieren Sie die oft eingerosteten Muskeln der Rotatorenmanschette des Schultergelenks.*

SCHULTER 3 › Brustmuskeln dehnen

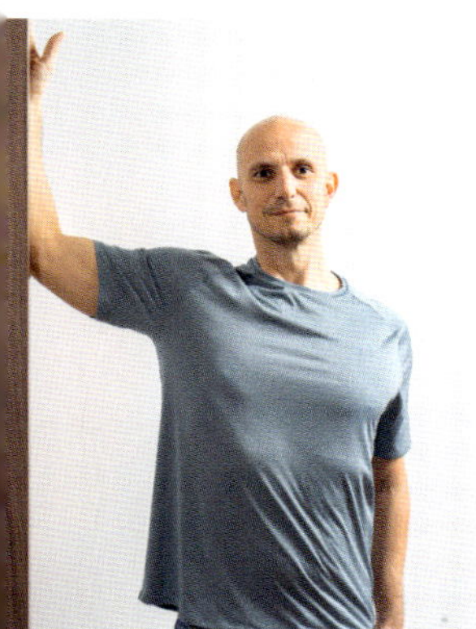

AUSGANGSPOSITION › *Heben Sie den rechten Unterarm, winkeln Sie ihn um etwa 90 Grad an und legen Sie ihn mit der Handfläche nach vorn senkrecht an einen Türrahmen (oder an eine Wand). Der gebeugte Ellenbogen befindet sich knapp über der Schulterhöhe.*

DURCHFÜHRUNG › *Drehen Sie den Oberkörper nach links auf, bis es im Brustbereich zieht. Sie drehen sich also vom fixierten Arm weg.*

WIEDERHOLUNG › *jede Seite 20 Sekunden*

Der Hals- und Nackenbereich

Der Kopf eines Erwachsenen wiegt circa 5 bis 6 Kilogramm. Wird dieses Gewicht in der Körperachse stabilisiert, ist das für die Hals- und Nackenmuskeln kein Problem. Wenn der Kopf allerdings in die »Geierkopfhaltung« vorgeschoben oder in die »Handy-Nacken-Position« gebeugt wird, muss die Wirbelsäule deutlich mehr leisten. Die Hebelwirkung erzeugt eine Kraft auf die Wirbelsegmente der Hals- und Brustwirbelsäule, die einem relativen Kopfgewicht von bis zu 20 Kilogramm entsprechen würde. So ist es kein Wunder, dass der obere Rücken und der Hals-Nacken-Bereich schmerzen, denn das sind die Strukturen, die die Kräfte auffangen müssen.

Für die Nackenmuskeln (Trapezmuskel) ergibt sich neben der Kopfhaltung noch eine weitere Herausforderung. Diese Muskulatur muss zusätzlich die Schultern tragen. Und wenn Sie Ihre Schultern am Arbeitsplatz mal überprüfen, werden Sie feststellen, dass die fast immer hochgezogen sind. Triggerpunkte und quälende Verspannungen lassen grüßen. Die Lösung für den Hals-Nacken-Bereich heißt: immer wieder die richtige Kopfposition einnehmen (Schultern weg von den Ohren, Kinn zurück, Halswirbelsäule lang) und die überforderten Muskeln behandeln. Hier können Sie mit gezieltem Druck der Finger zusätzliche Effekte gegen Verspannungen und Verklebungen erzielen.

Die Lösung »»»

««« TIPP Damit Sie gut in die Dehnposition kommen, empfiehlt es sich, auch die Füße Stück für Stück weiter nach links außen zu drehen. So wird der Oberkörper ganz automatisch aufgedreht, wenn der rechte Arm fixiert ist.

HALS-NACKEN-BEREICH 1

› Kopf drehen
› Schlüsselbeingriff

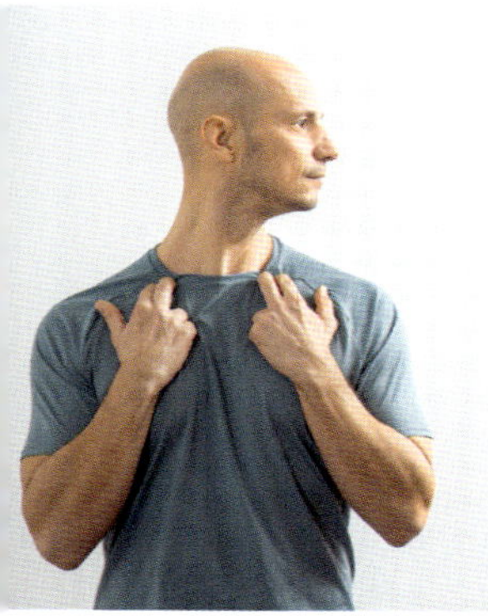

AUSGANGSPOSITION › *Sie sitzen aufrecht, ziehen das Kinn zurück, die Halswirbelsäule lang und drücken Hände und Schultern nach unten.*

DURCHFÜHRUNG › *Drehen Sie den Kopf langsam, so weit wie möglich, abwechselnd nach rechts und links.*

BESONDERE VARIANTE › *Einen zusätzlichen Effekt, der die Vorderseite löst, erzielen Sie mit dem Schlüsselbeingriff. Dafür haken Sie sich mit Zeige- und Mittelfinger in das Gewebe oberhalb des Schlüsselbeins ein und üben von dort einen Druck nach unten aus. Halten Sie den Druck aufrecht, während Sie den Kopf drehen.*

WIEDERHOLUNGEN › *7-mal zu jeder Seite*

HALS-NACKEN-BEREICH 2

› Nacken dehnen

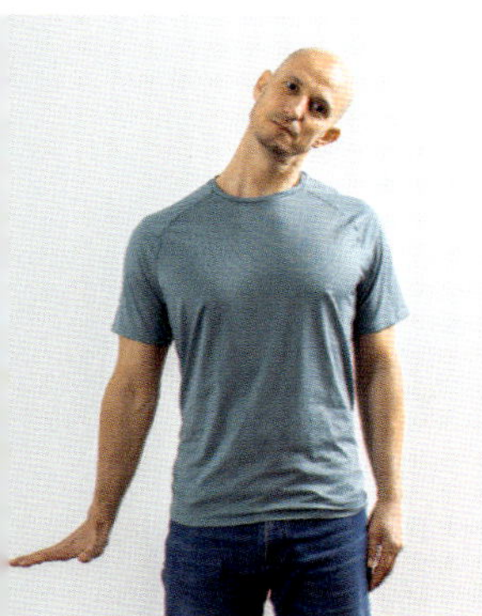

AUSGANGSPOSITION › *Stellen oder setzen Sie sich aufrecht hin, ziehen Sie das Kinn zurück und drücken Sie die rechte Hand und die rechte Schulter weit nach unten.*

DURCHFÜHRUNG › *Legen Sie den Kopf nach links, sodass sich rechte Schulter und rechtes Ohr weit voneinander entfernen.*

WIEDERHOLUNG › *Pro Seite 1-mal 20 Sekunden halten.*

HALS-NACKEN-BEREICH 3

› Schulterkreisen
› Triggerpunkt drücken

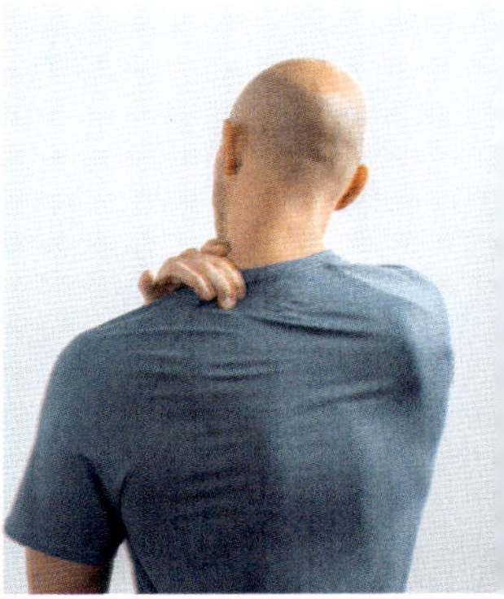

AUSGANGSPOSITION › *Sitzen Sie aufrecht und ziehen Sie das Kinn zurück, sodass der Hals lang ist.*

DURCHFÜHRUNG › *Lassen Sie die Schultern rückwärts und vorwärts kreisen.*

BESONDERE VARIANTE › *Einen zusätzlichen Effekt erreichen Sie, wenn Sie während des Schulterkreisens gleichzeitig in den verspannten Nacken drücken. Greifen Sie mit dem Mittel- und Zeigefinger der rechten Hand in den Nackenmuskel auf der linken Seite. Dort ertasten Sie den Punkt, der am sensibelsten reagiert, wo also der Griff einen leichten Schmerz auslöst. Drücken Sie diesen Punkt ein wenig fester. Halten Sie den Druck auf das Gewebe aufrecht, während Sie gleichzeitig die Schulter kreisen.*
Da es hier hauptsächlich um das Drücken auf den Schmerzpunkt geht, sind die Schulterkreise nur noch kleine Bewegungen.

TEMPO › *langsam bis zügig*

WIEDERHOLUNGEN › *10 Kreise rückwärts, 10 Kreise vorwärts*

TIPP Denken Sie im Alltag immer wieder an den Leitspruch »Schultern und Ohren mögen sich nicht«. Denn wenn die Schultern nicht so nah bei den Ohren sind, ist der Nacken entspannter.

4 › Kinn auf Daumen stützen

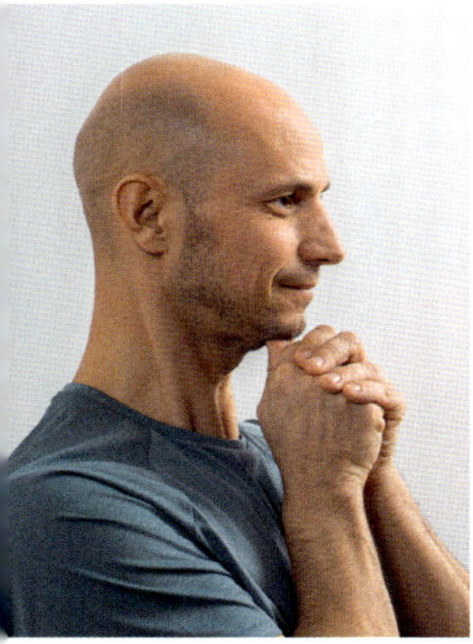

AUSGANGSPOSITION › *Aufrechte, gerade Wirbelsäule. Halswirbelsäule lang. Kinn zurückgezogen (Doppelkinn).*

DURCHFÜHRUNG › *Machen Sie eine Faust, legen Sie die Finger der anderen Hand darüber und setzen Sie die Daumen von unten am Kinn an. Drücken Sie das Kinn mit der Kraft der vorderen Halsmuskeln nach unten fest gegen die Daumen. Halten Sie die so entstandene Spannung aufrecht.*

DETAILS › *Damit die Übung ihre optimale Wirkung für einen entspannten Nacken erzielt, ist die zurückgezogene Kinnposition besonders wichtig.*

WIEDERHOLUNG › *1-mal 20 Sekunden die Spannung halten.*

KAPITEL 3

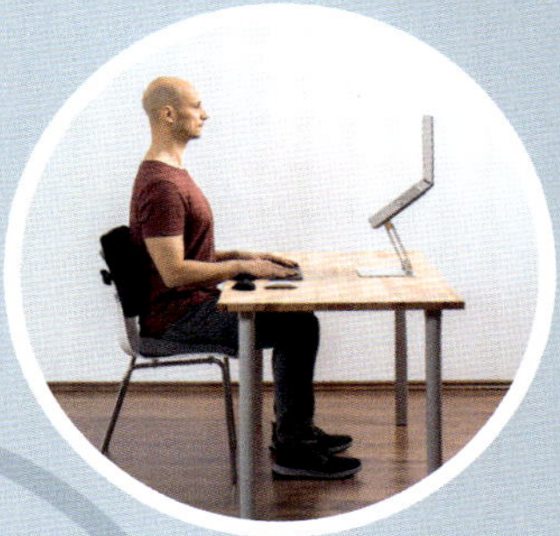

Den Arbeitsplatz optimal einrichten

Homeoffice als besondere Herausforderung

Das Homeoffice ist die Essenz der modernen Arbeits- und Lebenswelt. Wir können es in vielen Bereichen sehr effektiv für uns nutzen. Andererseits scheinen die Anforderungen an den Bewegungsapparat und an das soziale Wohlbefinden noch intensiver zu sein. Die groß angelegten Krankenkassenstudien zu diesem Thema stehen noch aus. Trends lassen sich jedoch aus der Befragung von Hunderten Personen gut erkennen. So berichten zwischen 25 und 35 Prozent der Befragten, die durch die Maßnahmen zur Bekämpfung des Coronavirus zum Homeoffice gezwungen waren, von Verspannungen und Schmerzen in Rücken und Nacken, die sie auf die Arbeit im Homeoffice zurückführen[5].

Die Erklärungen für die negativen Auswirkungen des Homeoffice sind zum einen in der geringeren Alltagsbewegung und zum anderen in den deutlich schlechteren ergonomischen Bedingungen gegenüber dem Büroarbeitsplatz zu finden. Um dem ersten Punkt entgegenzuwirken, haben Sie nun bereits das optimale Handwerkszeug. Doch auch das beste Bewegungsprogramm hilft nichts, wenn Sie den Rest der Zeit wie der Affe auf dem Schleifstein sitzen. Verhalten und Verhältnisse müssen immer Hand in Hand gehen und die Verhältnisse sind zu Hause nicht immer optimal. Hier haben wir leider nicht den Betriebsarzt, der die Einstellungen nach den Richtlinien des Arbeitsschutzgesetzes umsetzen und kontrollieren kann. Daher müssen wir im Homeoffice viel besser selbst dafür sorgen, dass wir auch beschwerdefrei bleiben. Und das beginnt idealerweise bei der Bekämpfung der Ursache – und das ist der oft nicht korrekt gestaltete Arbeitsplatz.

Bei der Einrichtung des Home-Arbeitsplatzes spielen neben der reinen Funktionalität noch einige andere Faktoren eine Rolle. Nicht jeder hat ein eigenes Arbeitszimmer, wo die Möbel nach Lust und Laune wie im Büro aufgebaut werden können. Und dann ist da noch die Frage nach Design und Funktion. Die großen, schwarzen Bürostühle sind nicht unbedingt jedermanns Geschmack im Wohnzimmer.

Daher möchte ich in diesem Kapitel unterschiedliche Varianten vorstellen, aus denen sich jeder das Passende für seine Verhältnisse zusammenstellen kann. Mit ein paar Grundregeln können Sie ein gutes Gefühl dafür, was für Sie richtig ist, erlangen und dann Ihren Arbeitsplatz selbst einrichten. Denn eines soll gelebte Ergonomie nicht sein: eine penible Wissenschaft.

Das Leitbild

Unter Ergonomie (*ergon* = Arbeit, *nomos* = Regel) versteht man die Anpassung der Arbeitsbedingungen an den Menschen und nicht umgekehrt. Die Physiologie bestimmt also den Arbeitsplatz. In der Büro-Arbeitswelt ist das in der Arbeitsstättenverordnung (ArbStättV) für Bildschirmarbeitsplätze geregelt. Auch das »mobile Arbeiten« im privaten Bereich findet in dieser Verordnung unter dem Begriff der Telearbeit seinen Platz.

Eine wichtige Regel für gelebte Ergonomie lautet **Abwechslung**. Wenn Sie Ihrem Körper etwas Gutes tun wollen, wechseln Sie immer wieder Ihre Sitz- und Stehposition und die Arbeitsaufgaben. Beginnen Sie am besten gleich bei der Sitzposition. Auch das, was eigentlich nicht so gesund sein soll, hilft für kurze Zeit – Hauptsache, Sie bringen Abwechslung in Ihre Körperhaltung. Die Beine verschränken, auf dem Tisch abstützen, zurücklehnen, auch mal mit dem Laptop auf der Couch sitzen, aufstehen und rumlaufen – alles ist erlaubt. Am Ende sollte es jedoch die ergonomisch ausgerichtete (Sitz-)Position sein, zu der Sie immer wieder zurückkehren. Denn damit lässt es sich langfristig am effektivsten arbeiten, ohne Verspannungen zu erzeugen.

Von der richtigen Haltung zur Einstellung

Wenn Sie ihren Arbeitsplatz einstellen wollen, sollten Sie sich an der Neutralstellung als Grundposition orientieren. Nur so erzeugen Sie verlässliche, reproduzierbare Werte. Die Wirbelsäule soll aufgerichtet sein, sodass Ohren, Schultern, Ellenbogen und Hüften in einer Linie übereinander ausgerichtet sind. Das ist die Maßgabe für das Sitzen. Wenn Sie im Stehen arbeiten, sind auch die Knie und Knöchel auf dieser gedachten Linie zu finden. Die Einstellungen werden immer von unten nach oben durchgeführt. Also beginnen wir immer mit der richtigen Sitzhöhe. Von

Ergonomische Haltung am Arbeitsplatz

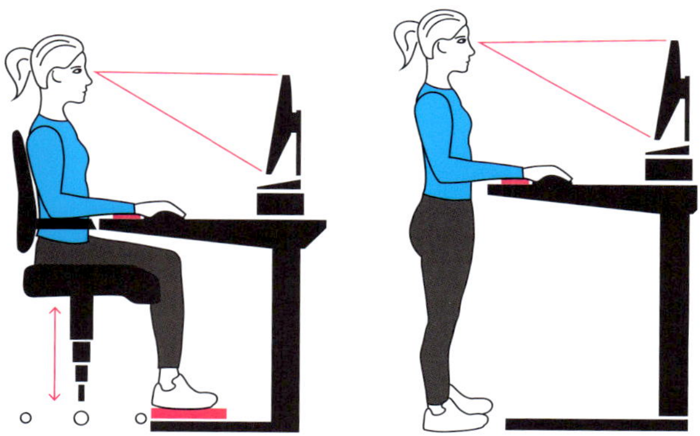

Füße: Guter Kontakt zum Boden. Im Stehen das Standbein immer wieder wechseln. Ein Fußhocker ist dafür hilfreich.

Becken: Aufgerichtet. Das erleichtert das gerade Sitzen.

Tastatur und Maus: In einer Linie mit dem Ellenbogen. Handauflagen entlasten den Unterarm.

Monitor: Oberkante auf Augenhöhe. Blick unterhalb der waagerechten Sehachse.

dort leitet sich dann die Tisch- und die Bildschirmhöhe ab. Im Homeoffice ist das nicht immer möglich, weil Tisch und Stuhl nicht zu verstellen sind. In diesem Fall gilt es gute Lösungen und Kompromisse zu finden.

Die Sitzposition

Sitzhöhe bestimmen

- Die Füße stehen flächig auf, die Unterschenkel stehen senkrecht.
- Der Kniewinkel beträgt 90 Grad oder mehr.
- Die Hüfte ist leicht höher als die Knie (eine Murmel sollte auf den Oberschenkeln von der Hüfte Richtung Knie rollen können).
- Wenn diese Kriterien erfüllt sind, haben Sie die richtige Sitzhöhe gefunden.

Tischhöhe bestimmen

- Wirbelsäule in Neutralstellung bringen (alles im Lot).
- Schultern entspannt nach unten fallen lassen (weg von den Ohren).
- Oberarm hängen lassen und dann die Ellenbogen um 90 Grad beugen.
- In dieser Armhaltung kommen die Unterarme genau auf Tischhöhe an. Sie müssen sie nur noch darauflegen.

Tastaturposition

- So weit mit dem Stuhl nach vorn rutschen, dass bei einem Ellenbogenwinkel von 90 Grad die Handgelenke auf dem Tisch liegen.

- Die Position der Hände zeigt Ihnen jetzt an, wo die Tastatur hinkommt (circa 10 bis 15 Zentimeter von der Kante entfernt).

Hinweis: Für die meisten ist es ungewohnt, so nah am Tisch zu sitzen. Aber nur so bleibt alles im Lot.

Bildschirmhöhe bestimmen

- Aufrecht sitzen und Kopf in Neutralstellung bringen (Kinn zurück HWS lang).
- Die Augenhöhe zeigt Ihnen jetzt die optimale Bildschirmhöhe an. Die Augen und die Oberkante des Bildschirms liegen auf einer waagerechten Linie. So haben Sie ein gutes Maß. In dieser Höhe ist der Blickwinkel auf den Monitor leicht nach unten geneigt und Sie werden ständig daran erinnert, aufrecht zu sitzen.

Hinweis: Ist der Bildschirm ein paar Zentimeter tiefer als die Waagerechte platziert, ist das auch okay. Besonders wenn Sie merken, dass Sie nicht mehr aufrecht sitzen können, ist es besser, den Bildschirm ein wenig tiefer zu stellen.

Rückenlehne anpassen

- Wenn Sie vorn auf der Stuhlkante sitzen, können Sie die Position gut selbst halten. Die Rückenlehne kann Ihren Muskeln aber einen großen Teil der Arbeit abnehmen. Dafür müssen Sie mit dem Gesäß ganz nach hinten an die Lehne rutschen. Die Sitztiefe sollte dann so sein, dass noch drei Fingerbreit Platz sind zwischen Stuhlvorderkante und Kniekehle. Dann die Lehne in die gleiche aufrechte Stellung bringen, sodass sie dem Rücken genau folgt. Die Lordosestütze (wie beim Autositz) muss in der Höhe Ihrem Rücken angepasst werden.

Die häufigsten Fehler im Homeoffice

- **Der Stuhl passt nicht:** Ein normaler Wohnzimmerstuhl ist zum entspannten Essen und Zurücklehnen gut geeignet. Dafür ist seine Sitzfläche leicht nach hinten abfallend. Aus der daraus folgenden Beckenposition ist es für die Wirbelsäule jedoch noch schwerer, sich aufzurichten. Die Rückenlehne eines normalen Stuhls ist ebenfalls nach hinten geneigt. Wenn der Oberkörper dort Halt sucht, rollen wir automatisch ein. Nichts ist mehr im Lot. Die Folgen sind bekannt.

- **Der Tisch ist zu hoch:** Esstische sind mit ihren Maßen von 76 bis 80 Zentimetern Höhe gut geeignet zum Essen, aber zu hoch zum Arbeiten. Ein Standardarbeitstisch hat eine Höhe von 72 Zentimetern. Verstellbare Schreibtische lassen sich zwischen 68 und 76 Zentimeter Höhe einstellen, wobei die 76 Zentimeter dann für wirklich große Menschen bei entsprechender Stuhlhöhe gedacht sind. Die Leidtragenden einer falschen Höhendifferenz sind die Nackenmuskeln. Sie müssen das ausgleichen, indem Sie die Schultern hochziehen, denn die Arme müssen ja irgendwie auf den Tisch kommen. Sie können sich natürlich auch nach vorn gelehnt auf dem Tisch abstützen oder nach hinten lehnen und die Arme lang auf den Tisch strecken. Dann sind die Auswirkungen auf den unteren Rücken und die Schultern verlagert.

- **Direkt am Laptop arbeiten:** Wenn der Laptop auf dem Tisch steht, bleibt Ihnen nichts anderes übrig, als sich nach vorn einzurollen und in die »Geierhals«-Haltung zu kommen. Doch das kann nicht lange gut gehen. Daher ist es auch für die Gefährdungsanalyse durch die ArbStättV klar festgelegt, dass Bildschirm und Tastatur voneinander getrennt zu bedienen sein müssen.

Homeoffice Basic

Mit ein paar Handgriffen und einfachen Mitteln können Sie Ihr Wohnzimmer zu einem ergonomisch gut eingestellten Arbeitsplatz einrichten und genauso schnell wieder zurückbauen. Mit Kreativität, Körperwahrnehmung und ein bisschen Kompromissbereitschaft können Sie dem Idealleitbild sehr nahe kommen.

Die wichtigsten Schritte

- **Höhenverhältnisse anpassen**
- **Die Lehne als Unterstützung einstellen**
- **Die Wahrnehmung schulen**

Was benötigt wird

- **Handtücher, Couchkissen, ein Stapel Bücher (oder ein Karton), externe Tastatur, Maus, Rückenrichter als Memory-Tool**

Verhältnis von Tisch und Stuhl anpassen

Normale Werte der Höhendifferenz von Sitzfläche zu Tischhöhe liegen zwischen 20 und 25 Zentimetern. Den Tisch abzusägen ist wahrscheinlich keine geeignete Option. Da ist es einfacher, die Sitzhöhe anzupassen. Jeder Zentimeter, den Sie mit der Sitzfläche höher kommen, entlastet die Nackenmuskulatur, weil Sie die Schultern nicht hochziehen müssen. Wenn die Füße dann keinen guten Bodenkontakt mehr haben, können Sie auch da etwas darunterlegen oder sich eine dafür gedachte Fußbank zulegen. Sollte der Tisch zu flach sein, hilft ein Klick im Internet unter dem Suchbegriff »Tischerhöher«.

TIPP ››› Um die Sitzhöhe anzupassen, eignen sich Handtücher besonders gut. Ein Kissen wäre zu weich. Nehmen Sie ein oder zwei große Handtücher und falten Sie sie auf Wunschhöhe. Am besten falten Sie einen Keil, der hinten höher ist als vorne, um die nach hinten geneigte Sitzfläche auszugleichen. Das richtet das Becken automatisch auf.

Bildschirm auf Augenhöhe

Die beste Tischhöhe nützt nichts, wenn der Bildschirm zu tief ist. Im Haushalt gibt es viele Möglichkeiten, wo man den Laptop draufstellen kann, etwa ein Stapel Bücher, ein Schuhkarton oder eine Holzkiste. Seien Sie kreativ. Stellt man den Laptop höher als die Tischfläche, sind eine externe Tastatur und eine Maus notwendig. Diese zwei Utensilien würde ich aber ohnehin jedem empfehlen, der einen Laptop als einzigen Computer benutzt. Denn so sind Sie unabhängig und können überall sofort einen ergonomischen Arbeitsplatz einrichten. Den Bereich nach oben zu scrollen, wo man gerade arbeitet, hilft indirekt auch, den Bildschirm nach oben zu bringen. Entscheidend ist, wo Sie hinsehen.

Lehne als Unterstützung

Anlehnen und trotzdem aufrecht bleiben, das ist mit den normalen Stuhllehnen nicht möglich. Dafür eignet sich ein kleines, festes Couchkissen oder ein gefaltetes Handtuch. Das können Sie am unteren Rücken so platzieren, dass die natürliche Form der Wirbelsäule unterstützt wird. So kann die Rückenlehne der Rückenmuskulatur einen Teil der Haltearbeit abnehmen.

Rückenrichter zur besseren Wahrnehmung

Da es beim Homeoffice sehr auf die eigene Wahrnehmung ankommt, ist der Rückenrichter das ideale Tool, um Sie ständig an eine gute Haltung zu erinnern. Er zwingt Sie, die Schultern zurückzuziehen und die Brustwirbelsäule aufzurichten. Aber bitte nicht in diese Hilfe »reinfallen« lassen und hoffen, dass der Rückenrichter Sie schon gerade zieht. Sie müssen das aktiv tun. Das kann am nächsten Tag schon mal Muskelkater im Bereich der Brustwirbelsäule und in den Schulterblattmuskeln geben. Die Wirkung ist wie ein Training zu verstehen. Tragen Sie den Rückenrichter deshalb immer nur ein paar Stunden am Tag.

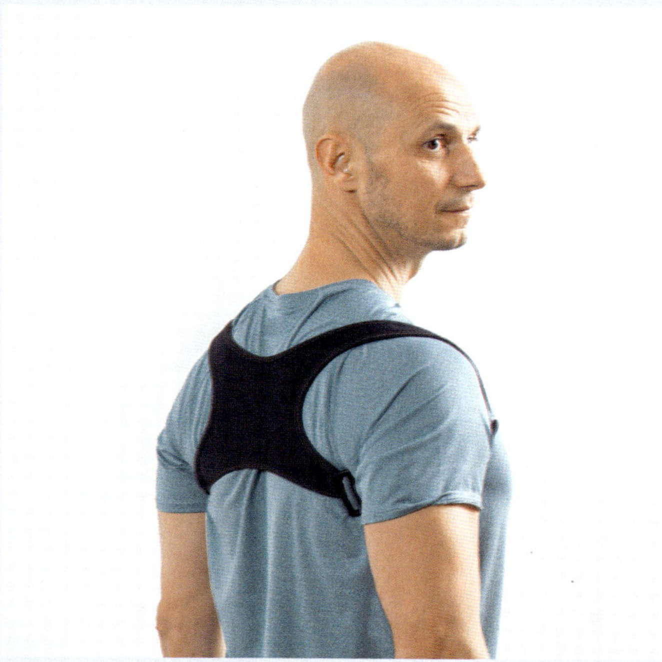

Homeoffice Intermediate

Die wichtigsten Schritte

- Die Basiskriterien der richtigen Höhen bleiben immer die gleichen. Die dafür eingesetzten Hilfsmittel sind diesmal speziell dafür konstruierte Gadgets.
- Wie wird aus einem normalen Stuhl ein Bürostuhl?
- Was brauchen Sie für entspannte Arm- und Schultermuskeln?

Was benötigt wird

- Laptop-Halter, Keilkissen, Lordosestütze, Tastatur, Vertikalmaus, Handgelenkauflagen, Armstütze

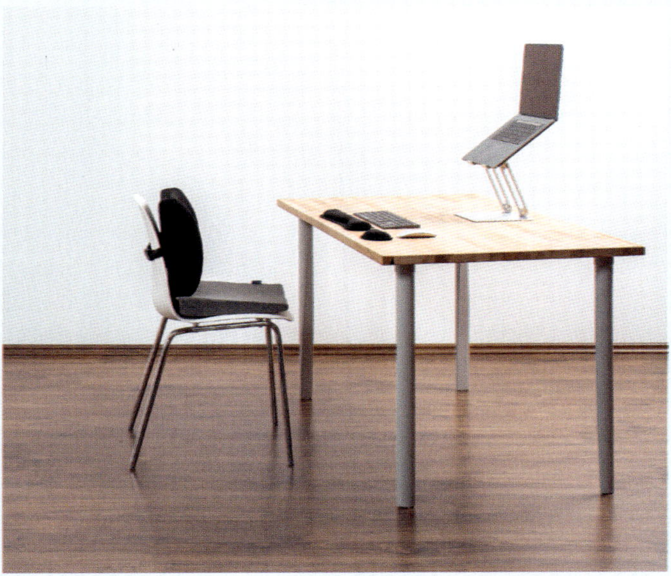

Bildschirmhöhe mit Laptop-Halter anpassen

Ein guter Laptop-Halter ermöglicht ganz einfach die Anpassung der Bildschirmhöhe. Wer flexibel an verschiedenen Orten arbeitet, sollte unbedingt ein klappbares Modell auswählen, das auch stabil ist. Sie benötigen aber trotzdem eine externe Tastatur. Denn es macht keinen Sinn, auf dem erhöhten Laptop zu schreiben. Das machen Schultern und Nacken nicht lange mit.
Kosten: ca. 30 bis 40 Euro

Normaler Stuhl als Bürostuhl

Um die Sitzfläche der Tischhöhe anzupassen, empfehle ich ein ergonomisches Keilkissen. So ein Kissen richtet das Becken auf, vergrößert den Hüft-Rumpf-Winkel und erleichtert so das aufrechte Sitzen. Und trotzdem hängen die Füße nicht in der Luft. Die Höhe des Keils kann variieren. Ein Standardmaß liegt bei circa 7 Zentimetern (drückt sich noch zusammen).
Kosten: ca. 25 bis 30 Euro

Um den Rücken auch mal von der Lehne halten zu lassen, ist ein ergonomisches Rückenkissen mit Lordosestütze gut geeignet: einfach in der richtigen Höhe um die Lehne schnallen und fertig.
Kosten: ca. 15 bis 20 Euro

Anmerkung: Mit diesen beiden Hilfsmitteln kommen Sie einem Bürostuhl schon recht nah. Das einzige Problem, das bei kurzen Sitzflächen entstehen kann, ist, dass Sie das Gefühl haben, nach vorn zu rutschen, wenn Sie Kissen und Stütze gleichzeitig benutzen.

TIPP ››› Alle 30 Minuten sollten Sie mal durchwechseln. Benutzen Sie eine Weile beide Hilfsmittel, dann nur eins davon und mal gar keins und setzen Sie sich dann vorn auf die Stuhlkante. So erzeugen Sie eine gute Abwechslung für Rücken und Nacken.

Entspannte Arme und Schultern

Die Hände müssen so einiges leisten, wenn sie Tastatur und Maus den ganzen Tag bearbeiten. Das kann zu Überlastungen im Unterarm bis hin zum Karpaltunnelsyndrom an der Unterseite der Handgelenke führen. Auch die Schultern werden durch die Handarbeit beeinflusst. Mit den folgenden Tipps können Sie das umgehen.

TIPP 1 ››› Stellen Sie die Tastatur flach. Die kleinen Hebel hinten an der Tastatur sollten Sie einklappen. Sonst müssen Sie die Hände immer leicht hochziehen zum Schreiben. Das ist anstrengend für die Unterarme und knickt die Handgelenke.

TIPP 2 ››› Nutzen Sie Handgelenkauflagen. Mit den Polstern unter den Handgelenken können die Hände entspannt von oben auf die Tastatur »fallen«, ohne dass der Unterarm Arbeit verrichten muss. Zusätzlich entlasten die Auflagen das Gewebe an der Unterseite der Handgelenke. Genau dort ist nämlich der Karpaltunnel.

TIPP 3 ››› Legen Sie sich eine Vertikalmaus zu. Wenn Sie die Handkanten auf den Tisch legen, sodass die Daumen nach oben zeigen, ist das die Neutralposition für die Hände. Mit der Vertikalmaus können Sie genau in dieser Handstellung arbeiten. Werden die Hände dagegen flach auf den Tisch gelegt, ist das nicht nur anstrengend für die Unterarme, es rundet auch die Schulter ein.
Kosten: ab 25 Euro

TIPP 4 ››› Nutzen Sie Armstützen. Damit die Schultern wirklich entspannt sein können, ist es gut, die Unterarme abzulegen. Dafür gibt es gesonderte Armstützen, die einfach an den Schreibtisch geklemmt werden.
Kosten: ca. 30 Euro

Homeoffice Professional

Die wichtigsten Schritte	Was benötigt wird
• Vom Sitzen zum Stehen • Ein guter Bürostuhl • Gesunde Augen	• Höhenverstellbarer Schreibtisch, Fußtritt, Bürostuhl, Lampe, Monitor

Vom Sitzen zum Stehen

Eine aufrechte Oberkörperposition zu halten, ist im Sitzen schwieriger als im Stehen. Gleichzeitig sind die Hüften beim Sitzen immer gebeugt und die Beine sind passiv. Die Atmung über das Zwerchfell und der Blutfluss durch die Beine sind erschwert.

Wer allerdings den ganzen Tag stehen muss, wird merken, dass auch das nicht nur mit Freude verbunden ist. Die Füße und der untere Rücken fangen an zu schmerzen und die Körperhaltung fällt irgendwann auch in sich zusammen. Daher ist die beste Lösung ganz klar ein Mix aus Stehen und Sitzen am Arbeitsplatz. Bei den Empfehlungen, wie lange das jeweils sein sollte, gehen die Meinungen stark auseinander. Die individuellen Faktoren wie Gewicht und Trainingszustand spielen dabei eine entscheidende Rolle.

Meine Empfehlung: zwei Drittel der Zeit sitzen und ein Drittel der Zeit stehen. Auf jede gesessene Stunde folgen 30 Minuten im Stehen. Dieses Verhältnis kann sich nach Monaten der Gewöhnung auch umkehren.

Höhenverstellbarer Schreibtisch

Ein höhenverstellbarer Schreibtisch ist für diesen Wechsel ideal. Um dies möglichst unkompliziert zu gestalten, ist ein elektrisch verstellbarer Tisch die beste Wahl. Die Kosten dafür können stark variieren. Einsteigermodelle liegen bei circa 300 Euro, die wirklich guten in puncto Stabilität, Langlebigkeit, Memory-Funktion etc. starten bei circa 600 Euro. Deutlich günstiger sind die Tische zum Selber-Hochkurbeln.

TIPP ››› Mittlerweile gibt es auch clevere Lösungen, die einfach auf einen normalen Tisch gestellt und wieder zusammengeklappt werden können. Diese Systeme gibt es auch in modernem Chic. Immer wenn Design ins Spiel kommt, wird es allerdings ein bisschen teurer. Dann können ein paar zusammengesteckte Bretter schon mal 200 Euro kosten.

Hinweis: Worauf Sie bei diesen Klappsystemen unbedingt achten sollten, ist, dass eine separate Ebene für Tastatur und Maus vorhanden ist. Nur so können die Hände in der richtigen Höhe arbeiten. Denn Bildschirmhöhe und die Armposition werden am Steharbeitsplatz nur nach oben verschoben. Das Verhältnis zueinander bleibt gleich, genau wie am Sitzarbeitsplatz.

Um die Wirbelsäule und die Beine zu entlasten, ist eine kleine Fußbank sehr hilfreich. Auch hier ist Abwechslung gefragt. Am besten ist, nicht immer das gleiche Bein daraufzustellen.

Der richtige Bürostuhl

Ein guter Bürostuhl ist die Premiumlösung für das Arbeiten am Schreibtisch. Er bringt Sie in die optimale ergonomische Arbeitsposition und erleichtert das lange Sitzen. Es gibt unzählige Modelle. Vielleicht setzen Sie sich auf den erstbesten und er passt in allen Kriterien wie angegossen. Glückwunsch! Dann ist das genau Ihr Stuhl.

Wenn das nicht gleich der Fall ist, lässt sich ein guter Bürostuhl perfekt auf die individuellen Bedürfnisse einstellen. Neben Stabilität, Komfort und Materialbeschaffenheit ist es vor allem die Vielzahl der Einstellmöglichkeiten, die den Preis ausmachen. Gute Stühle, die all diese Merkmale vereinen, beginnen ab 250 Euro.

Für die Kaufentscheidung ist es ratsam, das gewünschte Modell für circa 30 Minuten Probe zu sitzen. Dann wissen Sie, ob vielleicht auch die günstige Variante passt.

Welche Einstellmöglichkeiten sind wichtig?

- **Sitzhöhe** (siehe Seite 61)
- **Sitztiefe.** Stellen Sie die Sitzfläche so ein, dass drei Fingerbreit Platz zwischen Kniekehle und Sitzkante bleiben, wenn Sie mit dem Rücken hinten an der aufrechten Lehne sitzen. Ist die Sitzfläche zu lang, wird der untere Rücken rund, wenn Sie sich anlehnen wollen. Das ist oft bei »Gaming-Stühlen« der Fall, weshalb sie sich nur für wenige Menschen als Bürostuhl eignen.
- **Neigung der Sitzfläche** bis 4 Grad nach vorn. Das entspannt den Rücken.
- **Höhe der Lehne.** Damit die Lehne den Rücken wirklich unterstützen kann, muss sich die Schwingung der Lehne genau an den Rücken anschmiegen. Entweder können Sie die Lehne einfach stufenweise nach oben ziehen oder mit einer Kurbel drehen.
- **Lordosestütze.** Eine solche Stütze lässt sich in der Höhe und manchmal auch in der Tiefe anpassen. Sie muss genau mit der eigenen Wirbelsäule harmonieren.

- **Die Mechanik der Rückenlehne.** In der aufrechten Haltung sollte die Rückenlehne fest arretiert werden können. Manchmal ist es aber auch schön, sich einfach zurückzulehnen. Das schafft Abwechslung und Entspannung. Dafür muss die Lehne entriegelt werden. Mit welchem Gegendruck die Mechanik der Lehne arbeitet, lässt sich einstellen.
- **Armstützen.** Im Idealfall sind die Armstützen genau auf Tischhöhe, sodass die Handgelenke auf dem Tisch und die Unterarme auf den Armstützen liegen. Dafür müssen sie mindestens in drei Dimensionen verstellbar sein: nach oben und unten, vor und zurück, nach innen und außen.
- **Hinweis:** Feste Armstützen können Sie daran hindern, mit dem Stuhl in die richtige Position an den Tisch zu rücken, weil Tisch und Stuhl sich blockieren. Dann müssen Sie Kompromisse in der Sitzhöhe oder in der Entfernung zum Tisch eingehen. Beides entspricht nicht dem Optimum, wofür der Bürostuhl eigentlich gedacht sein sollte. Wenn lediglich die festen Armstützen das Kriterium sind, warum die richtige Sitzposition direkt am Tisch nicht eingenommen werden kann, dann ist es ratsam, sie einfach abzuschrauben. Die Position am Tisch ist wichtiger, als die Arme aufzulegen.

Gesunde Augen

Die Augen sind während der Bildschirmarbeit besonders beansprucht. Das dauerhafte Starren auf den Bildschirm trocknet sie aus und fordert Augen- und Gesichtsmuskeln gleichermaßen. Diese konzentrierte Mimik gilt als zusätzlicher Auslöser für Kopfschmerzen und Nackenverspannungen.

TIPP 1 ››› **Ans Blinzeln denken.** Beim natürlichen Sehen blinzelt der Mensch etwa 15-mal pro Minute. Während der Bildschirmarbeit wird diese Frequenz auf bis zu 2 bis 5 Lidschläge pro Minute reduziert. Das trocknet die Augen aus.

TIPP 2 ››› **Abwechslung.** Das fokussierte Sehen auf eine kurze Distanz ist die maximale Beanspruchung für die Augen. Daher sollten Sie immer mal wieder den Blick in die Ferne schweifen lassen und die Augen immer mal wieder für 1 Minute mit den Händen zuhalten. Das ist Entspannung fürs Auge.

TIPP 3 ››› **Das richtige Licht.** Wenn Sie es perfekt machen wollen, sollte der Schreibtisch seitlich zu den Fenstern ausgerichtet sein. Auf diese Weise kann das Tageslicht seine Wirkung für die Augen am besten entfalten. Andernfalls werden Sie geblendet oder Sie müssen gegen Reflexionen und Schattenspiele ankämpfen. Das ist sehr anstrengend für die Augen.

Neben dem Tageslicht empfiehlt sich vor allem während der dunklen Jahreszeit eine zusätzliche Beleuchtung. Eine helle Deckenbeleuchtung ist die Basis, während eine Schreibtischleuchte mit mindestens 500 Lux (besser sind 1000 Lux) direkt den Arbeitsplatz ausleuchtet, ohne zu blenden. Die Preiskategorien solcher Lampen starten bei circa 50 Euro.

TIPP 4 ››› Externer Monitor. Als kurzfristige Lösung ist ein guter Laptop-Monitor sicherlich ausreichend. Bei viel Detailarbeit am Bildschirm ist langfristig ein richtiger Monitor die bessere Wahl. Vor allem die Größe und die Nutzung als perfekt eingestellten Arbeitsplatz machen den Unterschied zum Laptop. Die anderen Kriterien wie Auflösung, Helligkeit, Frequenz, Spiegelung und Anschlüsse sind auch an den hochpreisigen Laptops kein Problem.

22- bis 24-Zoll-Monitore haben sich als Bürostandard etabliert. Der Abstand muss dann zur Größe passen. Die Richtwerte dafür liegen zwischen 60 Zentimetern (17-Zoll-Bildschirme) bis 100 Zentimetern (24-Zoll-Bildschirme). Für den Nacken ist es am besten, wenn der Bildschirm wirklich genau frontal ausgerichtet ist. Ein seitlich platzierter Monitor ist langfristig keine gute Idee.

FAQs zur Ergonomie

Was mache ich mit zwei Bildschirmen?

Am besten ist eine zentrale Ausrichtung, sodass der Blick genau in der Mitte zwischen die beiden Bildschirme fällt. Diese stehen dann wie ein aufgeklapptes Buch zueinander.

Ansonsten steht der Hauptbildschirm immer in der Mitte und der Laptop wird als Ergänzung mal rechts, mal links davon positioniert. Sie wissen schon, die Abwechslung macht's.

Bei Hochkant-Bildschirmen scrollen Sie das benutzte Sichtfeld in die Mitte.

Wie kann ich mein Tablet und Smartphone ergonomisch nutzen?

Hier kommt es vor allem auf das Verhalten an. Für wenige Minuten etwas auf dem Handy zu tippen, ist sicherlich kein Problem. Ansonsten lautet die erste Regel: Handy und Tablet auf Augenhöhe bringen. Vor allem wenn Videos etc. geschaut werden, gibt es mittlerweile unzählige Halterungen und Stative, mit denen Sie das Gerät auf Augenhöhe bringen können.

Für das Arbeiten mit dem Tablet ist es ratsam, die Oberfläche auf einen externen Monitor zu streamen. Als langfristige Lösung sind Tablet und Co. eher ungeeignet.

Sind Sitzalternativen wie Pezziball und Luftkissen sinnvoll?

Ja und nein. Um Abwechslung zu schaffen und die Stabilität der tiefen Rückenmuskeln zu trainieren, sind solche wackeligen Unterlagen gut. Aber irgendwann wird es zu viel mit dem Training und die gut gedachten Maßnahmen kehren sich ins Gegenteil um. Daher ist es besser, diese Sitzalternativen wirklich als kleines 30-Minuten-Training ab und zu mal einzubauen, als den ganzen Tag darauf zu sitzen.

Im Homeoffice ist es genau wie im richtigen Leben. Alle Veränderungen brauchen Zeit, bis man sich daran gewöhnt hat. Nicht alle neuen Einstellungen fühlen sich sofort besser an als das, was Sie vorher gewöhnt waren. Planen Sie drei bis vier Wochen für diesen Veränderungsprozess ein. Die Rücken- und Nackenmuskeln werden Ihnen dankbar sein.

KAPITEL 4

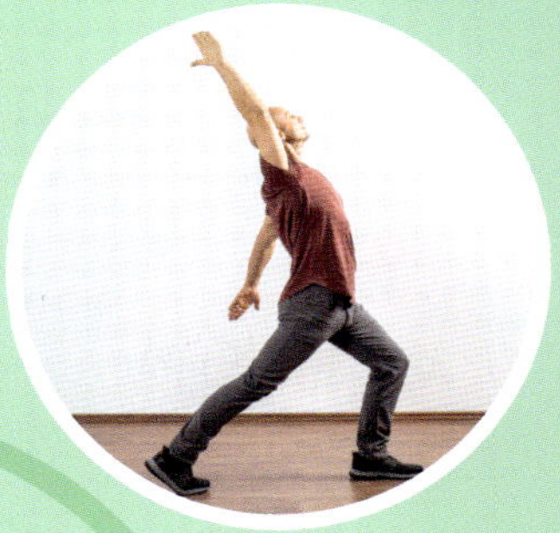

Die Übungsprogramme

Bewegung im Homeoffice

Mit 15 Minuten gezielter Bewegung pro Arbeitstag geben Sie den Muskeln und Gelenken die Basisversorgung, die sie benötigen, um die statischen Belastungen der Bildschirmarbeit auszugleichen. Am besten ist es, wenn Sie die kleinen 2-Minuten-Bewegungspausen über den Tag verteilen. So hat der Körper keine Chance, sich in einer Fehlhaltung zu verfestigen und Schmerzen zu entwickeln. Folgen Sie entweder den Bewegungsimpulsen, die Ihr Körper sowieso ständig sendet, oder legen Sie sich konkrete Zeiten fest. Für die 2-Minuten-Einheiten gibt es zwei Varianten: die Kurzprogramme aus Kapitel 2, bezogen auf eine bestimmte Körperregion oder »Problemzone«, und die situationsbezogenen Übungen (Top 3) aus diesem Kapitel. Um einmal täglich das gesamte System zu bewegen, gibt es die 7-Minuten-Programme. Hier haben Sie zwei Varianten, die Sie Tag für Tag abwechseln können.

Die richtige Ausführung

Mobilisation und Kraft

Die Mobilisationsübungen beinhalten neben den Gelenkbewegungen auch immer eine gewisse kräftigende Komponente, um die richtige Körperhaltung zu trainieren. Bei manchen Übungsreihen wie »Auf zur Kaffeemaschine« werden Sie das auch spüren. Um einer Verletzungsgefahr vorzubeugen, werden alle »Mobi«-Übungen ohne Schnellkraftimpulse durchgeführt. Die Regel lautet: harmonische Bewegung im Flow. Das Tempo in der Übungsausführung kann zwischen »zügig«, »langsam« und »Zeitlupe« variieren. Die einzelnen Übungen sind mit diesen Begriffen gekennzeichnet. In ausgewählten Übungen ergibt sich ein zusätzlicher Nutzen, wenn Sie die Endposition für kurze Zeit halten. Das ist dann auch so angegeben.

Sport als Ausgleich

Jede Form der Bewegung im Alltag ist gut. Spazieren gehen, Treppen laufen, Fahrrad fahren ... das sind alles Dinge, die uns im Homeoffice-Alltag leider verloren gehen. Unser Körper sehnt sich daher nach Ausgleich. Diesem Impuls folgen viele Menschen und suchen sich eine ausgleichende Bewegung. Eine Runde Joggen nach einem stressigen Arbeitstag macht den Kopf frei, trainiert das Herz-Kreislauf-System und verbrennt Kalorien. Das ist ohne Frage sehr gut gegen den Bewegungsmangel. Als Ausgleich gegen die monotone Sitzhaltung sind Joggen oder Radfahren jedoch zu eindimensional. Bei mangelnder Stabilität und Fehlstellungen in den Gelenken kann eine zu lange Joggingrunde die Probleme sogar noch verstärken. Daher sollten Sie so ein Training immer behutsam aufbauen und langsam in Intensität und Umfang steigern.

Yoga, Wirbelsäulengymnastik, Fitnesstraining und Co. sind bekanntermaßen gute Bewegungsformen, um Körper und Geist gesund zu halten. Wenn Sie ein solches Training regelmäßig durchführen, hat das viele positive Effekte auf die Körperhaltung, Stabilität und Beweglichkeit. Und trotzdem haben auch viele Sportliebhaber verspannte Nackenmuskeln, wenn sie lange am Schreibtisch arbeiten. Die wöchentliche Sporteinheit kann das dann leider nicht alles auf einmal wieder geradebiegen.

Um Verspannungen etwas entgegenzusetzen, braucht es immer wieder kleine sofortige Maßnahmen, die über den Tag verteilt sind. Das ist die Basis. Sporteinheiten sind dann die perfekte Ergänzung.

Dehnen

Statisches Dehnen: Wenn Muskeln und Faszien lang gezogen werden, senden sie einen »Dehnschmerz« aus, der Ihnen mitteilen will, dass Sie es nicht übertreiben sollen, da sonst eine Verletzung droht. Ohne einen überschwelligen Reiz gibt es aber auch nur geringe Trainingserfolge. Daher gilt es den Reiz gezielt zu setzen. Für die Dehnübungen im Homeoffice heißt das, dass Sie auf einer Schmerzskala von 1 bis 10 die 7 als Ihren Wohlfühlschmerz erreichen sollen. Wenn Sie das beherzigen und langsam in die Dehnposition hineinschmelzen, bis die 7 erreicht ist, sind Sie auf der sicheren Seite. Die Dehnung wird dann für 20 Sekunden gehalten. Mit dieser Methode sind Reiz, Belastungsdauer und Wirkung im optimalen Verhältnis.

Dynamisches Dehnen – Faszien wollen schwingen und federn

Nach kurzzeitigem, statischem Dehnen mit einer Dauer von 20 Sekunden wird die Ruhespannung des Muskels um circa 10 Prozent herabgesetzt. Mehrere Wiederholungen (3-mal 20 Sekunden) der gleichen Dehnungsübung reduzieren die Spannung um circa 20 Prozent.[6] Danach sind kaum zusätzliche Effekte zu verzeichnen. Die Senkung der Ruhespannung beruht hauptsächlich auf einer veränderten neuronalen Ansteuerung. Der Muskel traut sich loszulassen, weil er lernt, dass ihm nichts Schlimmes passiert. Dieser Effekt der Spannungsreduktion hält dann für circa 30 Minuten an.

Faszien, Gelenkkapseln und Sehnen benötigen jedoch andere Reize, um sich strukturell gut anzupassen und elastischer zu werden. Hier kommt das dynamische Dehnen als effektive Methode ins Spiel. Schwingen und Federn sind also wieder voll im Trend und solche Übungen sind in

unseren 7-Minuten-Programmen enthalten. Die Schwungübungen sind fließende Bewegungen, bei denen Sie kurz in die Dehnposition hineinschwingen, um dann gleich wieder zurückzuschwingen. Beim Federn als dynamische Dehnmethode kommen Sie langsam in die Dehnposition, in der Sie dann immer wieder nachfedern.

Weitere Methoden, die eine strukturelle Anpassung des Gewebes bewirken, sind das Dehnen unter gleichzeitigem Anspannen der Muskulatur und das Langzeitdehnen. Zu diesen beiden Methoden finden Sie Inspirationen in Kapitel 5.

Die Vielfalt an Übungen und Methoden ist das Beste, was Sie Ihrem Körper geben können, um geschmeidig, beweglich und schmerzfrei zu sein. Und das funktioniert sogar am Arbeitsplatz.

Die 7-Minuten-Programme

Die folgenden zwei 7-Minuten-Programme sind das komprimierte All-in-one-Paket für Körper und Geist und ein effektiver Ausgleich zur Schreibtischarbeit. Die Übungen sind entlang der funktionalen Muskelketten ausgerichtet. Die großen Bewegungen werden mit kleinen, lokalen Übungen ergänzt. Das sorgt für ein harmonisches Verhältnis von Beanspruchung und Regeneration, denn die Alltagstauglichkeit im Arbeitstag hat höchste Priorität. Am Ende runden jeweils zwei Dehnübungen die Programme ab. Mit diesem Energizer-Programm sind Sie gut durchbewegt und fühlen sich frisch, um konzentriert weiterzuarbeiten.

Empfehlung: Führen Sie nur eines der 7-Minuten-Programme pro Arbeitstag aus. Der beste Zeitpunkt ist, wenn Sie merken, dass Ihre Konzentrationsfähigkeit gerade im Keller ist.

Führen Sie die Übungen wirklich als gesamte 7-Minuten-Einheit aus, denn äußere Bewegung bringt innere Bewegung. Das heißt, nach circa 6 Minuten moderater Bewegung am Stück erhöht sich die Stoffwechselaktivität im Körper. Das steigert die Durchblutung im Gehirn um bis zu 14 Prozent[7] und sorgt so für bessere Denkprozesse, Wachheit und hebt die Stimmung.

7-Minuten-Programm I

ÜBUNG 1

› **Leiter klettern**
› **Äpfel pflücken**

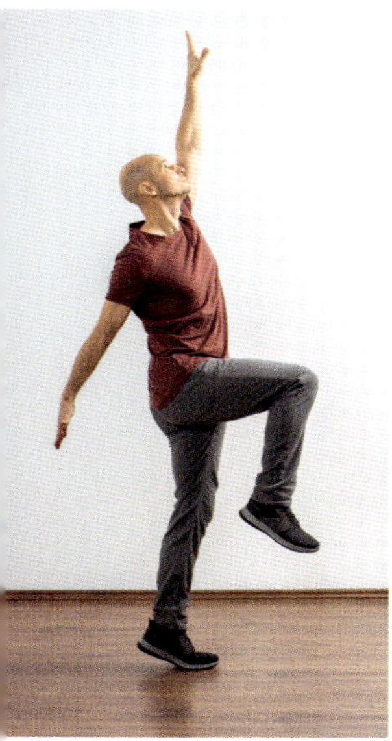

AUSGANGSPOSITION › *Neutralstellung*

DURCHFÜHRUNG › *Bringen Sie den linken Arm und das rechte Knie gleichzeitig so weit nach oben wie möglich. Kehren Sie von dort wieder zurück in die Neutralstellung. Bei der nächsten Wiederholung ist die andere Seite dran.*

DETAILS › *Die untere Hand dreht mit dem Daumen nach außen, das Standbein geht auf die Zehenspitze.*

TEMPO › *langsam bis zügig*

WIEDERHOLUNGEN › *10-mal pro Seite*

ÜBUNG 2 › Rippe frei

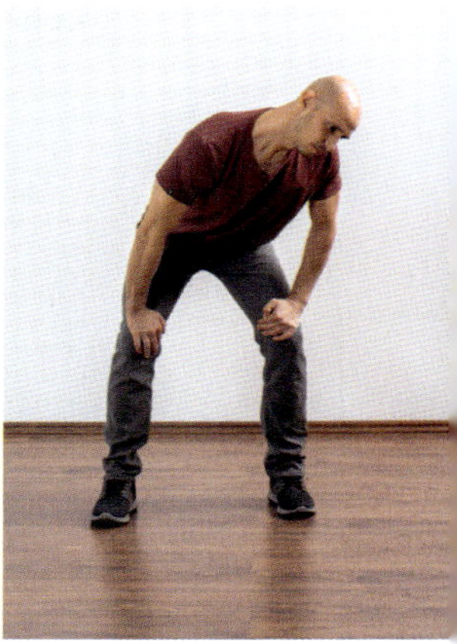

AUSGANGSPOSITION › *Breiter Stand. Hände auf die Knie gestützt.*

DURCHFÜHRUNG › *Schieben Sie den Oberkörper nach rechts und links hin und her, indem Sie sich mit dem Arm immer von einem Knie wegdrücken. Drehen Sie zusätzlich den Kopf weg von der schiebenden Hand. So erzeugen Sie eine lange Linie von der Hand über den Ellenbogen, die Schulter, das Schlüsselbein, Hals und Ohr. Mit dieser Übung mobilisieren Sie die erste Rippe.*

WIEDERHOLUNGEN › *10-mal pro Seite, im Wechsel*

ÜBUNG 3 › Kopfrotation

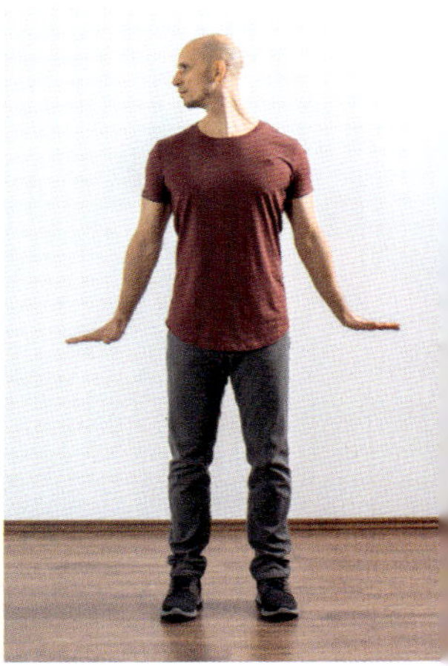

AUSGANGSPOSITION › *Neutralstellung. Drücken Sie Hände und Schultern nach unten, das Brustbein nach vorn oben und ziehen Sie das Kinn zurück.*

DURCHFÜHRUNG › *Drehen Sie den Kopf abwechselnd nach rechts und links, immer so weit wie möglich.*

WICHTIG › *Gehen Sie behutsam vor. Ein leichtes Knirschen in der Halswirbelsäule ist nicht ungewöhnlich. Sie brauchen deshalb keine Angst zu haben.*

TEMPO › *langsam*

WIEDERHOLUNGEN › *10-mal pro Seite*

ÜBUNG 4 › Wirbelsäule aufrollen

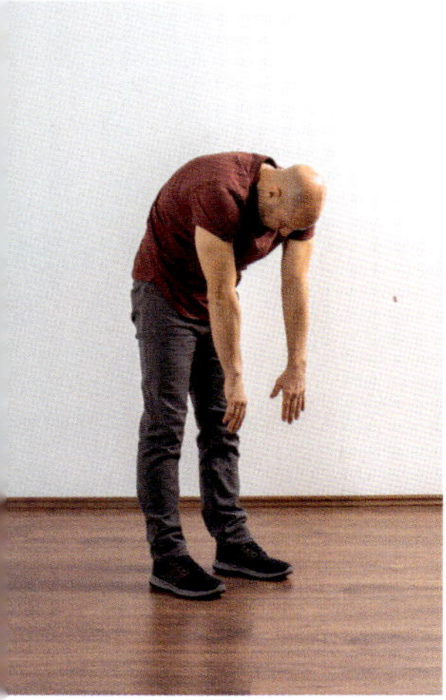

AUSGANGSPOSITION › *Neutralstellung*

DURCHFÜHRUNG › *Beugen Sie den Oberkörper nach vorn und bringen Sie die Hände so weit wie möglich Richtung Boden. Die Beine bleiben gestreckt. Rollen Sie sich Wirbel für Wirbel nach oben auf und führen Sie am Ende die Arme gestreckt nach oben und etwas nach hinten. Führen Sie die Arme über eine öffnende Halbkreisbewegung wieder nach unten und schießen Sie die nächste Wiederholung an.*

TEMPO › *Zeitlupe*

WIEDERHOLUNGEN › *5-mal in 60 Sekunden*

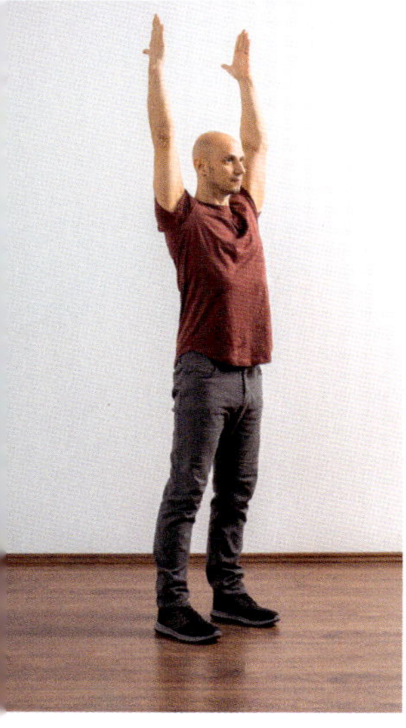

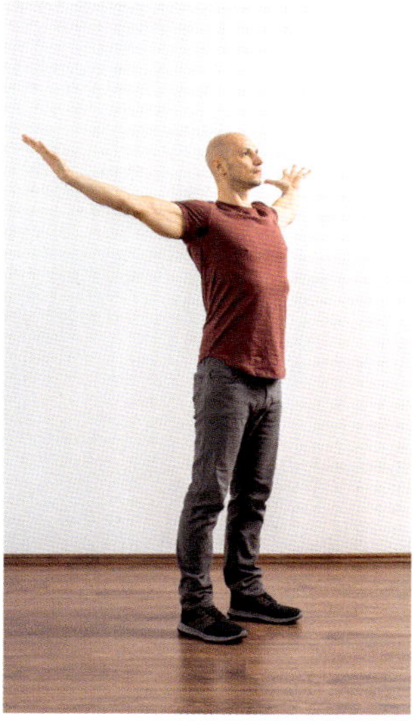

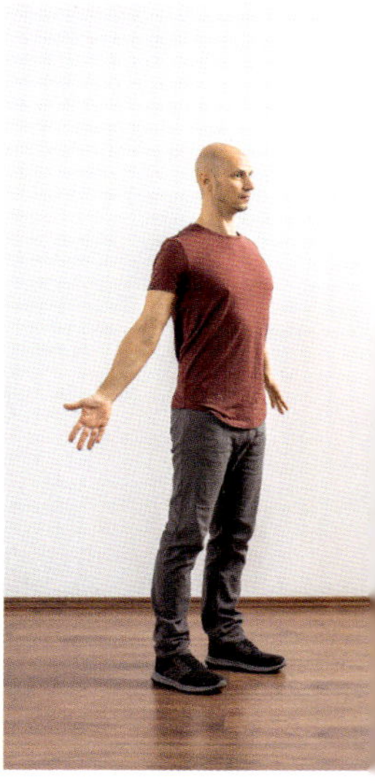

ÜBUNG 5 › Bein schwingen – Torschuss

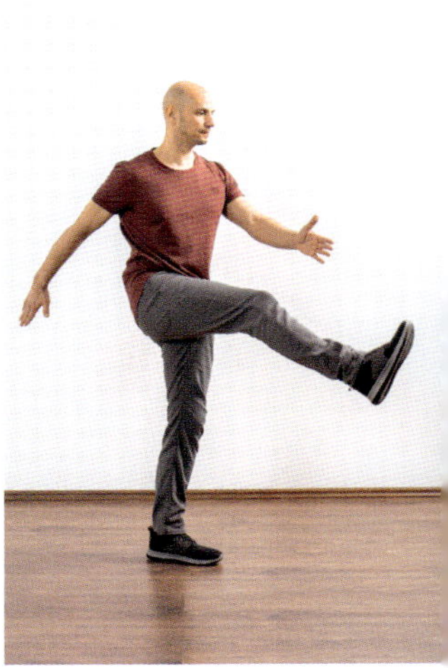

AUSGANGSPOSITION › *Einbeinstand links (leicht gebeugt)*

DURCHFÜHRUNG › *Schwingen Sie mit dem gestreckten rechten Bein nach vorn und hinten. Die Arme schwingen gegengleich mit. Beginnen Sie mit kleinen Bewegungen und steigern Sie nach und nach die Reichweite.*

DETAILS › *Der Rückschwung hinter den Körper ist entscheidend als Ausgleich zum Sitzen.*

WICHTIG › *Fallen Sie dabei nicht ins Hohlkreuz. Lassen Sie die Hüfte arbeiten. Dafür müssen Sie beim Rückschwung das Gesäß anspannen.*

TEMPO › *zügig*

WIEDERHOLUNGEN › *15-mal pro Seite*

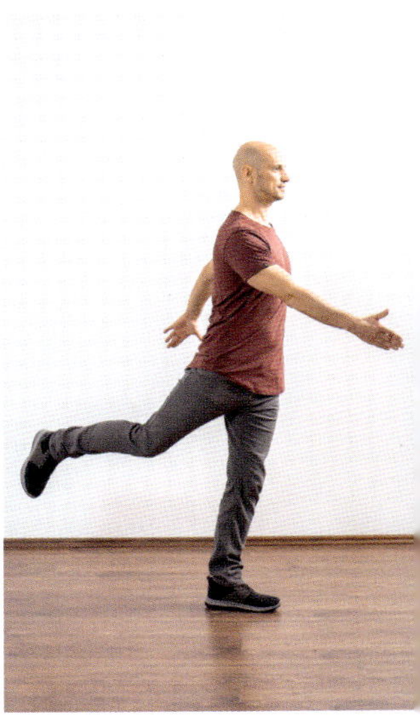

ÜBUNG 6 › Arme schwingen › Knie federn

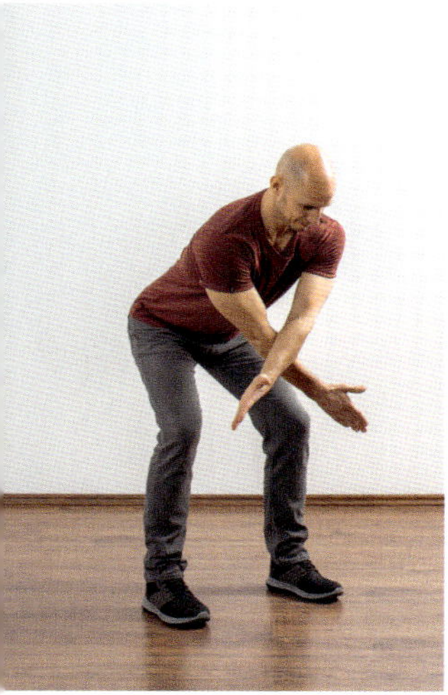

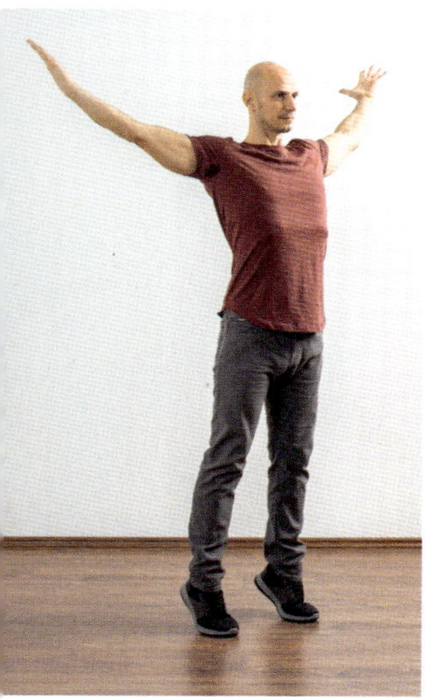

AUSGANGSPOSITION › *Breiter Stand, leichte Außenrotation der Füße.*

DURCHFÜHRUNG › *Federn Sie mit den Beinen in eine leichte Kniebeuge nach unten, die Arme schwingen Sie dabei locker vor den Körper, sie überkreuzen sich dort. Schwingen Sie die Arme seitlich nach oben, bis Sie eine Dehnung in der Brustmuskulatur spüren. Strecken Sie gleichzeitig die Beine.*
Als Zugabe können Sie dabei kurz auf die Zehenspitzen gehen.

DETAILS › *Keine X-Beine bei der Kniebeuge. Die Knie zeigen immer in Richtung Fußspitze.*

TEMPO › *zügig*

WIEDERHOLUNGEN › *15-mal*

ÜBUNG 7 › Box Rotation › Superman

AUSGANGSPOSITION › *Breiter Stand, leichte Außenrotation der Füße.*

DURCHFÜHRUNG › *Beginnen Sie mit Stufe 1 (erstes Bild v. l.). Rotieren Sie mit dem Oberkörper abwechselnd nach rechts und links, während Sie mit dem jeweiligen Gegenarm zur Seite boxen. Das Becken bleibt dabei fixiert (der Hosenknopf zeigt also immer nach vorn).*
In Stufe 2 drehen Sie die Füße und das Becken in die Schlagrichtung mit ein und boxen diagonal nach oben. Der Oberkörper bildet dann eine gestreckte Linie mit dem hinteren Bein und dem oberen Arm.

TEMPO › *zügig bis langsam*

WIEDERHOLUNGEN › *10-mal pro Seite*

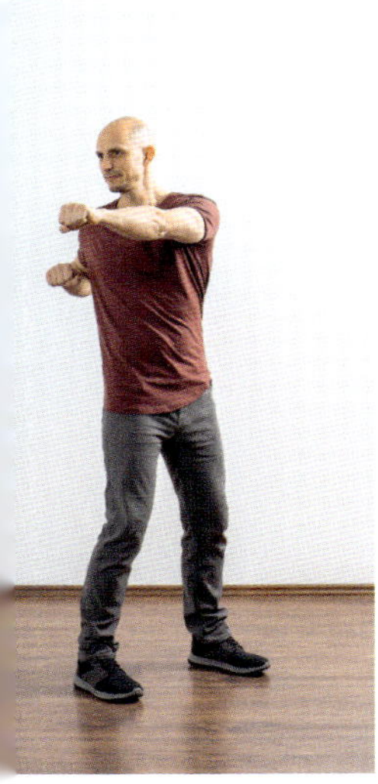

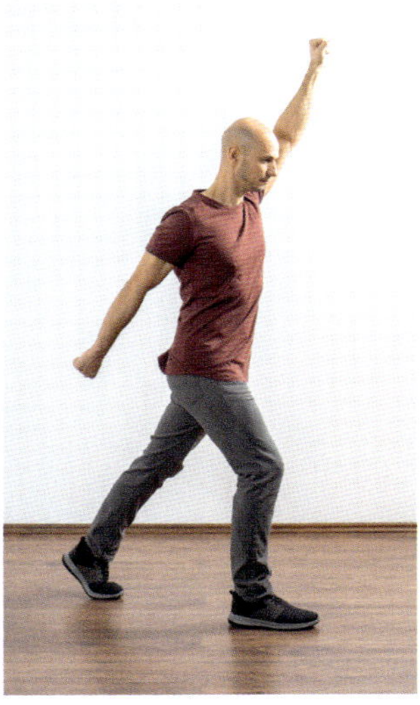

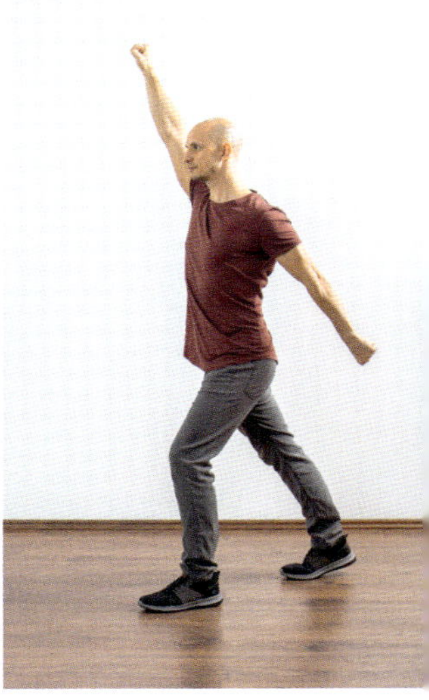

ÜBUNG 8 › C-Dehnung

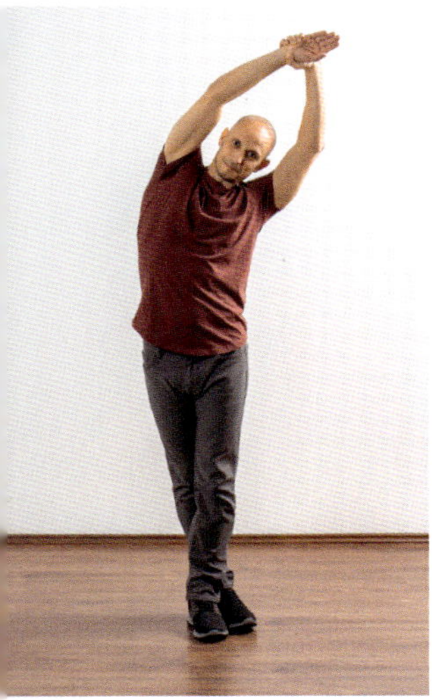

AUSGANGSPOSITION › *Stellen Sie das rechte Bein gekreuzt hinter dem linken Bein ab. Strecken Sie beide Arme weit nach oben über den Kopf.*

DURCHFÜHRUNG › *Greifen Sie mit der linken Hand Ihr rechtes Handgelenk. Lehnen Sie sich mit dem Oberkörper nach links rüber. Zur Unterstützung der seitlichen Dehnung ziehen Sie mit der linken Hand den rechten Arm zusätzlich in die Länge und in diese Seitneige. Von vorn sieht das aus wie der Buchstabe C.*

WICHTIG › *Neigen Sie sich wirklich nur zur Seite und nicht gleichzeitig nach vorn oder hinten.*

EINFACHE VARIANTE › *Stellen Sie die Füße nebeneinander. Stützen Sie die linke Hand in die linke Hüfte, während der rechte Arm nach oben und nach links zieht.*

WIEDERHOLUNG › *1-mal 20 Sekunden pro Seite, also 1-mal nach rechts und 1-mal nach links*

ÜBUNG 9 › Dehnung von Hand bis Fuß

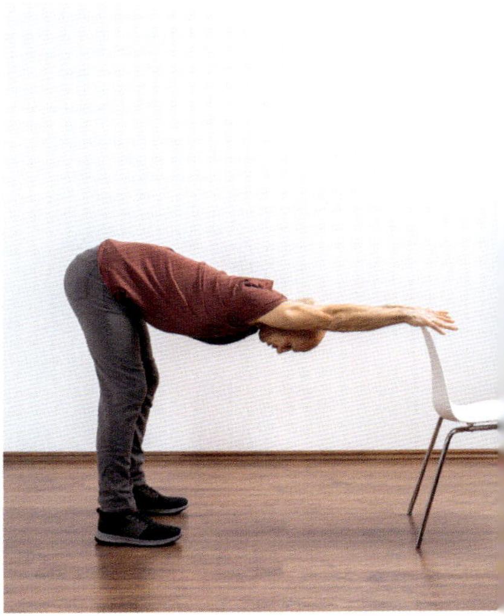

AUSGANGSPOSITION › *Legen Sie die Hände auf eine Stuhllehne oder einen Tisch und treten Sie mit beiden Beinen eine Schrittlänge zurück.*

DURCHFÜHRUNG › *Bringen Sie nun den Oberkörper zwischen den Armen so weit nach vorn unten, dass Arme und Rücken eine Linie bilden. Schieben Sie zusätzlich das Brustbein Richtung Boden.*

DETAILS › *Die Übung soll in der Brustmuskulatur, im Rücken und an der Beinrückseite dehnen. Wenn es zu stark in den Beinen zieht, dürfen Sie die Knie leicht beugen.*

WIEDERHOLUNG › *1-mal 20 Sekunden halten, Federn ist erlaubt.*

7-Minuten-Programm II

ÜBUNG 1 › Anfersen – Schuhplattler

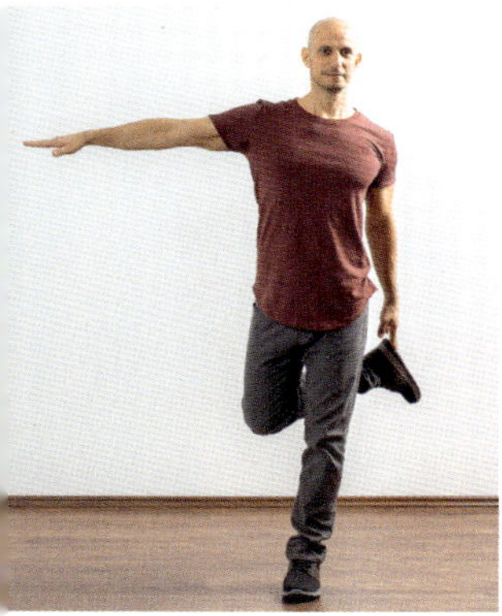

AUSGANGSPOSITION › *Neutralstellung, Arme auf Schulterhöhe zu beiden Seiten gestreckt.*

DURCHFÜHRUNG › *Heben Sie den rechten Fuß, winkeln Sie das Knie an und kommen Sie mit dem rechten Fuß zur linken Oberschenkelrückseite. Bringen Sie die linke Hand hinterm Körper zur rechten Ferse. Um eine gute Rotation in der Wirbelsäule zu erzeugen, bewegen Sie den rechten Arm gleichzeitig ein Stück nach vorn.*

TEMPO › *zügig*

WIEDERHOLUNGEN › *15-mal pro Seite*

ÜBUNG 2 › Kopf neigen

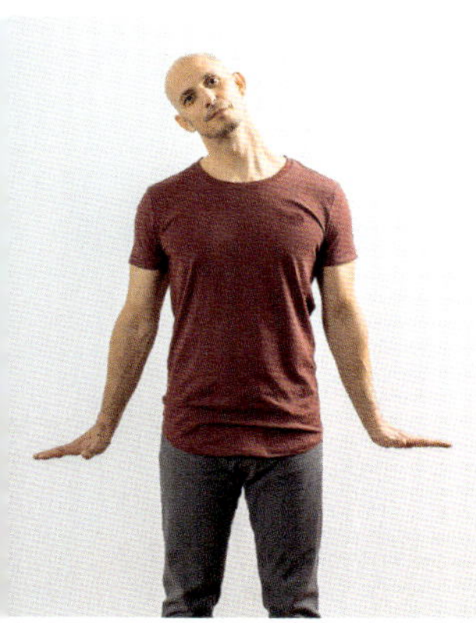

AUSGANGSPOSITION › *Neutralstellung*

DURCHFÜHRUNG › *Drücken Sie Hände und Schultern nach unten, das Brustbein nach vorn oben und ziehen Sie das Kinn zurück. Jetzt legen Sie den Kopf so weit wie möglich abwechselnd nach rechts und links. Halten Sie die Endposition der Seitneige bei jedem Durchlauf für 2 Sekunden.*

WICHTIG › *Gehen Sie behutsam vor.*

TEMPO › *langsam*

WIEDERHOLUNGEN › *10-mal pro Seite*

ÜBUNG 3 › Beine und Arme schwingen seitlich

AUSGANGSPOSITION › *Einbeinstand auf dem linken Bein. Das rechte Bein anheben und zur Seite strecken.*

DURCHFÜHRUNG VARIANTE 1 › *Das rechte Bein vor dem Körper seitlich hin und her schwingen. Die Arme schwingen entgegengesetzt mit (erstes und zweites Bild v. l.).*

VARIANTE 2 › *Die Armschwünge größer ausführen, bis die Arme über den Kopf kommen. Das Schwungbein tippt seitwärts auf den Boden.*

ENDPOSITION › *Arme, Rumpf und rechtes Bein bilden eine lange diagonale Linie. Diese Position können Sie kurz halten (gut für die seitlichen Bauchmuskeln), bevor Sie zurückschwingen.*

TEMPO › *Zügig, kurz halten in der Endposition.*

WIEDERHOLUNGEN › *10-mal hin- und herschwingen, dann Beinwechsel.*

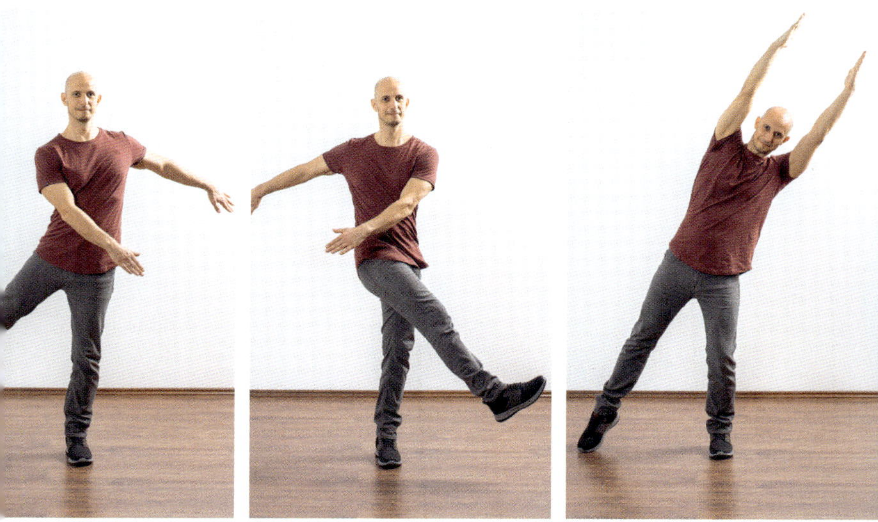

ÜBUNG 4 › Arme schwingen vor und zurück › Knie federn

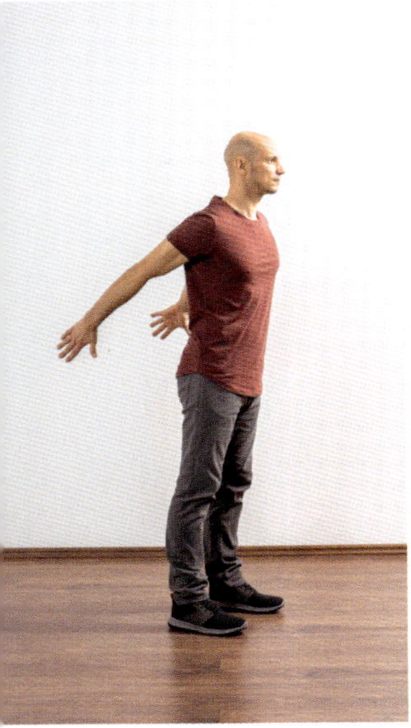

AUSGANGSPOSITION › *Neutralstellung*

DURCHFÜHRUNG VARIANTE 1 › *Federn Sie in eine leichte Kniebeuge nach unten und oben, die Arme schwingen Sie dabei locker nach vorn (bis auf Schulterhöhe) und nach hinten.*

VARIANTE 2 › *Die Bewegung ist größer. Schwingen Sie die Arme bis hoch über den Kopf. Bei der Abwärtsbewegung schwingen die Arme hinten durch, während Sie den Oberkörper nach vorn beugen.*

DETAILS › *Beim Hochschwingen einatmen, mit dem Runterschwingen ausatmen.*

WICHTIG › *Nicht ins Hohlkreuz federn. Bauchnabel einziehen.*

WIEDERHOLUNGEN › *10-mal Variante 1 zügig und 5-mal Variante 2 langsam*

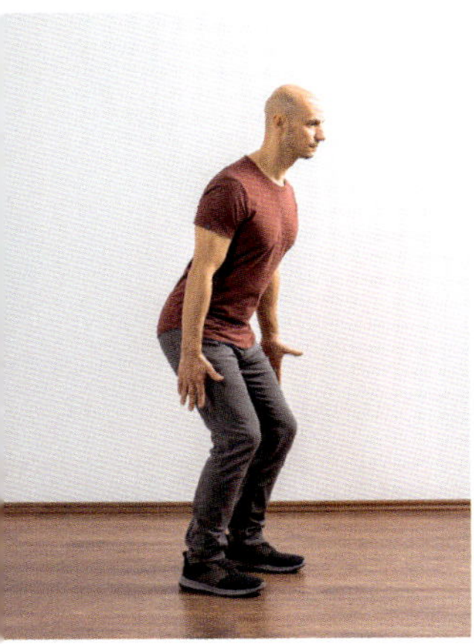

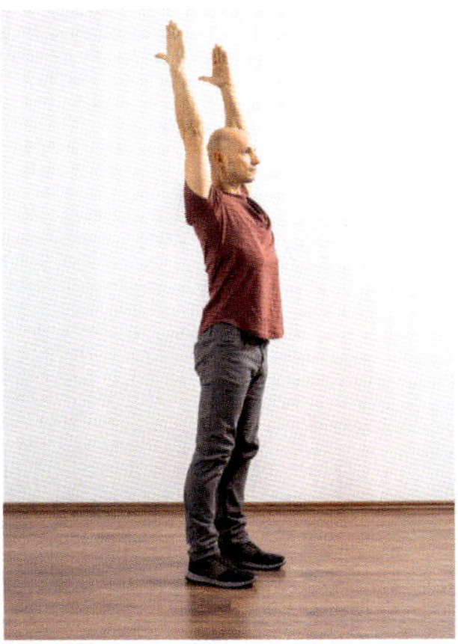

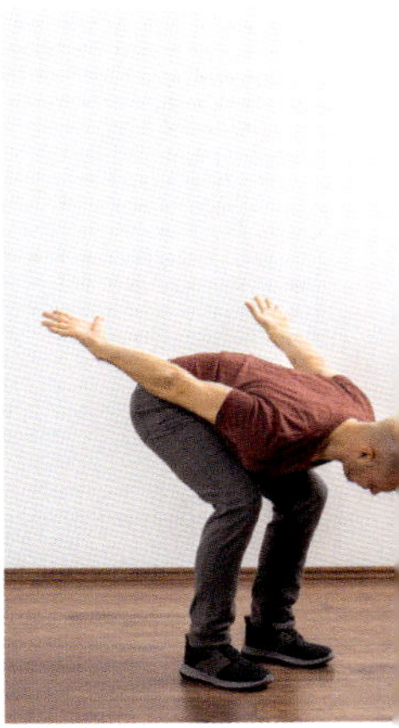

ÜBUNG 5 › Bogenspannung › Frontallinie dynamisch

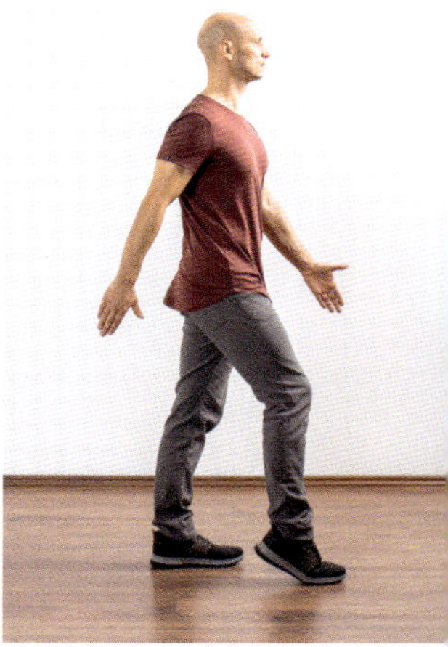

AUSGANGSPOSITION › *Das linke Bein ist das Standbein, das rechte Bein tippt vor dem Körper mit der Fußspitze auf, der rechte Arm ist nach hinten gestreckt, der Daumen zeigt nach vorn.*

DURCHFÜHRUNG › *Gehen Sie mit dem rechten Bein nach hinten in den Ausfallschritt, gleichzeitig geht der rechte Arme so weit wie möglich über vorn nach oben über den Kopf und weiter zurück in die Überstreckung. Schauen Sie zur Decke. Halten Sie diese Endposition 5 Sekunden, um dann zurück in die Ausgangsposition zu kommen, und starten Sie die nächste Wiederholung.*

DETAILS › *Maximale Bogenspannung auf der rechten Seite, Hüfte rechts weit nach vorn schieben.*

EINFACHE VARIANTE › *Das Standbein wird nicht gebeugt. Das Spielbein tippt einfach nur nach hinten.*

WIEDERHOLUNGEN › *7-mal pro Seite*

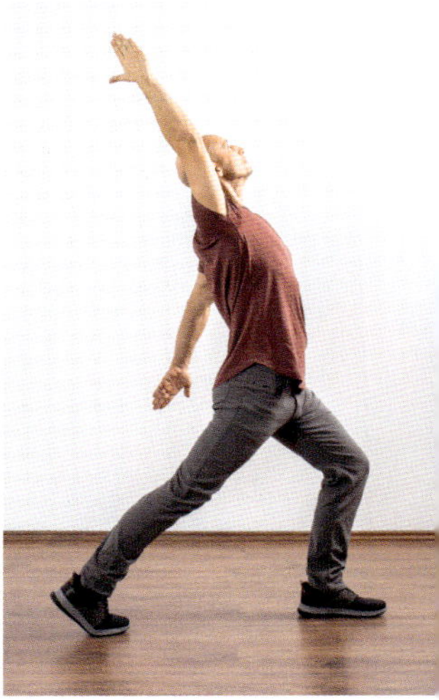

ÜBUNG 6 › Bandscheiben mobilisieren › Katzenbuckel/Pferderücken

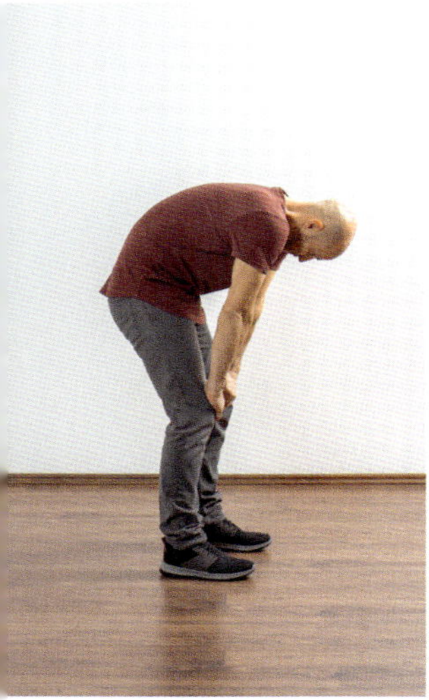

AUSGANGSPOSITION › *Neutralstellung, die Knie leicht gebeugt. Hände auf Knie gestützt.*

DURCHFÜHRUNG › *Drücken Sie die Wirbelsäule nach oben in einen Katzenbuckel, um von dort nach unten in einen Pferderücken zu wechseln. Bewegen Sie sich zwischen diesen beiden Positionen langsam hin und her.*

DETAILS › *In der überstreckten Haltung (Pferderücken) zeigt das Brustbein nach vorn und das Gesäß wird nach hinten oben gezogen.*

WIEDERHOLUNGEN › *15-mal hin und her*

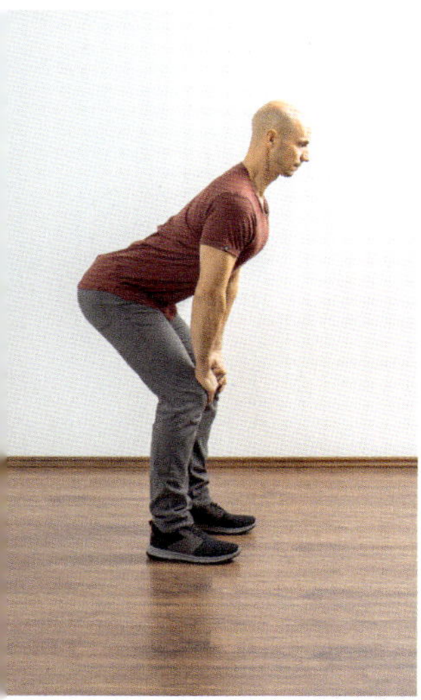

ÜBUNG 7 › Hüftrotation

AUSGANGSPOSITION › *Neutralstellung. Hände auf die Hüften gestützt.*

DURCHFÜHRUNG › *Heben Sie das rechte Knie etwa hüfthoch nach vorn an und rotieren es dann nach außen, sodass das Knie zur Seite zeigt. Tippen Sie mit dem Fuß auf den Boden und bringen das Bein dann auf demselben Weg zurück in die Ausgangsposition.*

DETAILS › *Versuchen Sie, das Becken nicht mitzudrehen. Bewegen Sie nur das Bein.*

WICHTIG › *Ein deutliches Knacken in der Leistengegend ist nicht ungewöhnlich. Ich kann Sie beruhigen: Das ist nicht Ihre Hüfte. Die Muskulatur des Hüftbeugers bahnt sich gerade ihren Weg.*

TEMPO › *langsam*

WIEDERHOLUNGEN › *10-mal pro Seite*

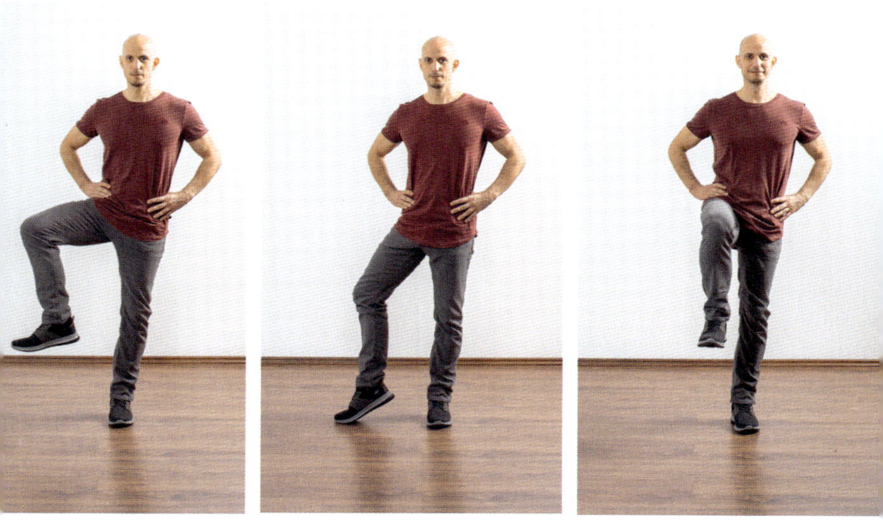

ÜBUNG 8 › Rückenlinien-Dehnung

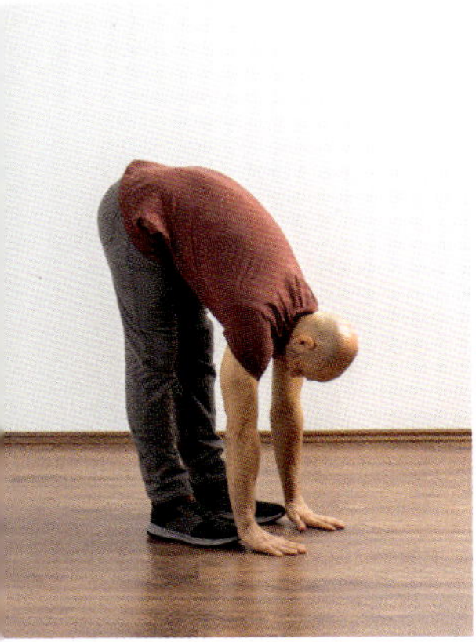

AUSGANGSPOSITION › *Neutralstellung*

DURCHFÜHRUNG › *Beugen Sie den Oberkörper nach vorn und bringen Sie die Hände so weit wie möglich zu den Füßen beziehungsweise auf den Boden. Die Beine bleiben gestreckt.*

DETAILS › *Um den Effekt für jede Seite zu steigern, können Sie mit der rechten Hand den linken Fuß (und umgekehrt) berühren.*

WIEDERHOLUNG › *1-mal 20 Sekunden halten, Federn erlaubt.*

ÜBUNG 9 › Unterarm-Dehnung

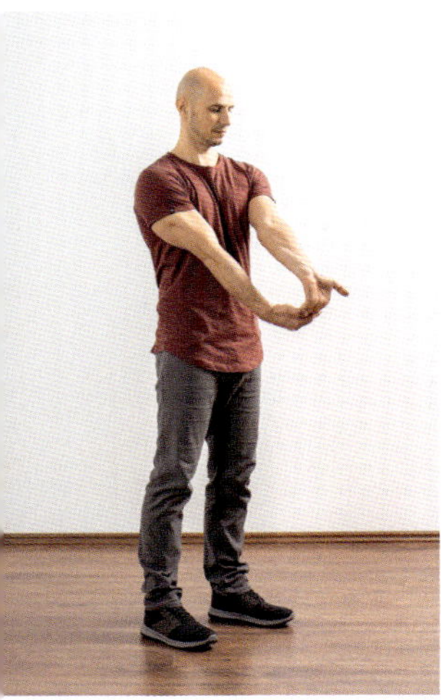

AUSGANGSPOSITION › *Neutralstellung*

DURCHFÜHRUNG › *Strecken Sie den linken Arm vor dem Körper aus und drehen Sie die Handfläche nach oben. Greifen Sie mit der rechten Hand die Finger der linken und ziehen Sie diese nach unten.*

DETAILS › *Achten Sie auf beide Schultern. Immer schön unten lassen.*

WIEDERHOLUNG › *1-mal 20 Sekunden halten, dann Seitenwechsel.*

Die Top-3-Übungen für Situationen im Homeoffice

Mit den Top-3-Übungen können Sie immer mal wieder kurze Bewegungssequenzen durchführen, wenn Sie sich gerade verspannt fühlen. Bauen Sie kleine Rituale für bestimmte Situationen in den Arbeitsalltag ein. Es gibt erstaunlich viele Gelegenheiten dafür. Auf diese Weise entsteht eine automatische Verknüpfung von wohltuenden Übungen und Alltagshandlungen. Irgendwann müssen Sie gar nicht mehr darüber nachdenken. Sie bewegen sich ganz automatisch, weil es zur Routine geworden ist.

Top 3: Videokonferenz

VIDEO-KONFERENZ 1 › Dehnung › unterer Rücken – Hüfte

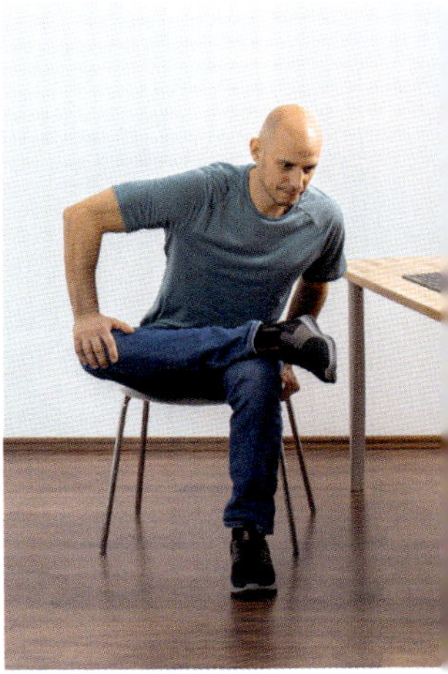

AUSGANGSPOSITION › *Aufrechter Sitz. Unterschenkel senkrecht.*

DURCHFÜHRUNG › *Legen Sie Ihren rechten Unterschenkel kurz vor dem Knöchel ein Stück über das linke Knie. Drücken Sie das rechte Knie mit der rechten Hand nach unten und lehnen Sie den Oberkörper nach vorn links in Richtung Fuß.*

DETAILS › *Damit Sie eine ordentliche Dehnung im unteren Rücken spüren, darf sich das Gesäß auf der rechten Seite nicht vom Stuhl lösen.*

WIEDERHOLUNG › *1-mal 20 Sekunden halten, dann Seitenwechsel.*

VIDEO-
KONFERENZ

2 › Aufbauende Brustwirbelsäulenrotation

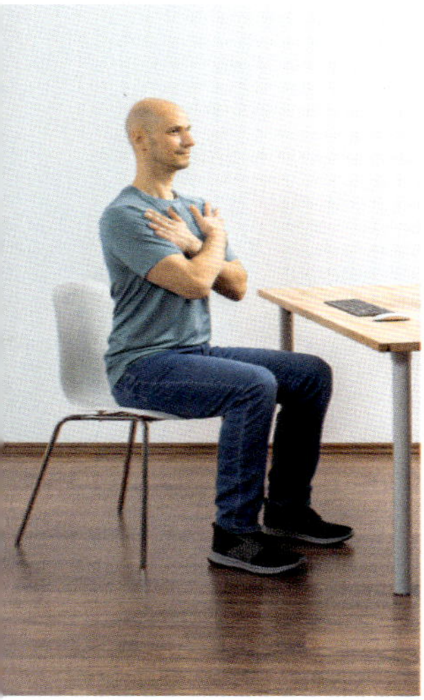

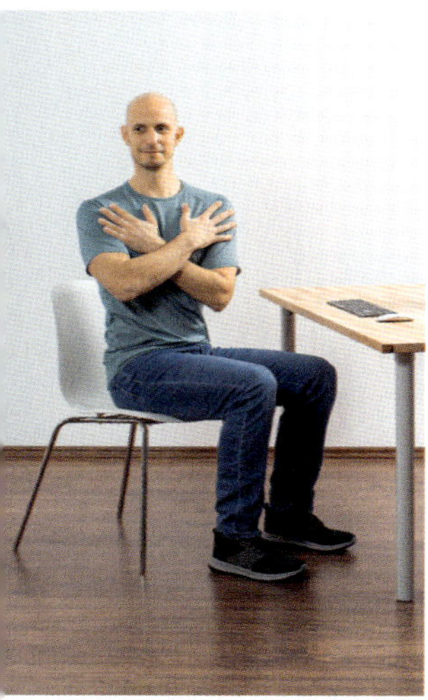

AUSGANGSPOSITION › *Aufrechter Sitz, Unterarme vor der Brust gekreuzt und Hände an die Schultern gelegt.*

DURCHFÜHRUNG › *Atmen Sie ganz tief ein und halten Sie die Luft kurz an. Mit der Ausatmung drehen Sie den Oberkörper langsam so weit wie möglich nach rechts und bleiben dort. In dieser gedrehten Haltung atmen Sie wieder tief ein und drehen den Körper dann mit der nächsten Ausatmung noch weiter. Dann wieder einatmen und mit der nächsten Ausatmung wieder ein Stück weiterdrehen. Wenn Sie denken, dass es nicht mehr weiter geht, ist immer noch was möglich. Kommen Sie nach drei bis vier Etappen pro Seite in die Ausgangsposition zurück.*

DETAILS › *Achten Sie darauf, dass Sie nur den Oberkörper drehen. Das linke Knie darf sich also nicht nach vorn schieben.*

WIEDERHOLUNG › *1-mal pro Seite, in 3–4 Etappen; Dauer ca. 45 Sekunden, dann zur anderen Seite*

VIDEO-KONFERENZ 3 › Laptop-Haltung ade › Schulterblätter zurück

AUSGANGSPOSITION › *Laptop-Haltung, »Geierhals«, Hände liegen auf dem Tisch.*

DURCHFÜHRUNG › *Richten Sie sich aus dieser gekrümmten Haltung langsam auf und ziehen Sie Schultern, Arme, Daumen (Außenrotation) und Kinn zurück.*

ENDPOSITION › *Das Brustbein ist nach vorn und oben gerichtet, die Schulterblätter berühren sich und die Daumen zeigen nach hinten.*

WIEDERHOLUNGEN › *15-mal, die Endposition jeweils für 2 Sekunden halten.*

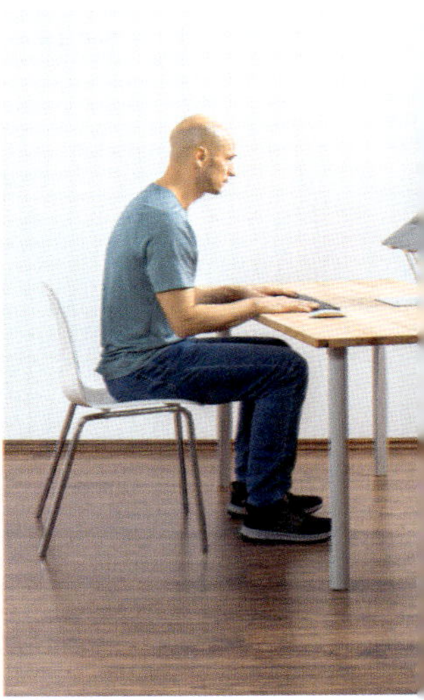

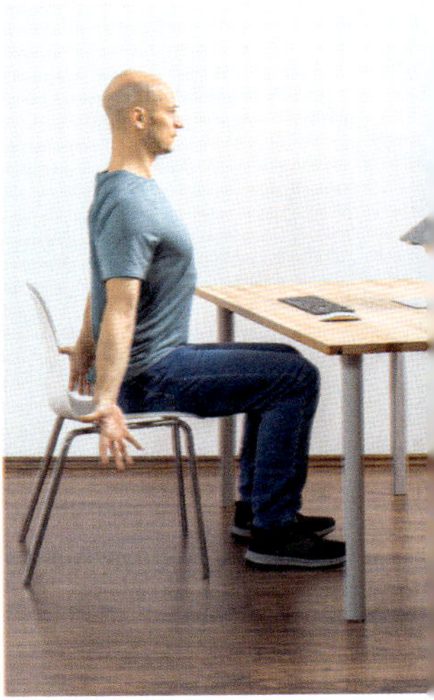

Top 3: Telefonieren

Am besten sind die Übungen, wenn Sie frei im Raum sprechen können, ohne das Telefon direkt am Ohr zu haben. Das ist in jedem Fall immer die beste Variante für den Nacken. Ansonsten funktionieren die Übungen aber auch mit dem Telefon am Ohr. Dann wird einseitig trainiert.

TELEFONIEREN 1 › Locker aus der Schulter

AUSGANGSPOSITION › *Aufrechter Sitz. Arme angewinkelt mit Ellenbogen nach vorn, Hände berühren die Schultern.*

DURCHFÜHRUNG › *Malen Sie große Kreise mit den Ellenbogen.*

TEMPO › *langsam*

WIEDERHOLUNGEN › *10-mal vorwärts, 10-mal rückwärts*

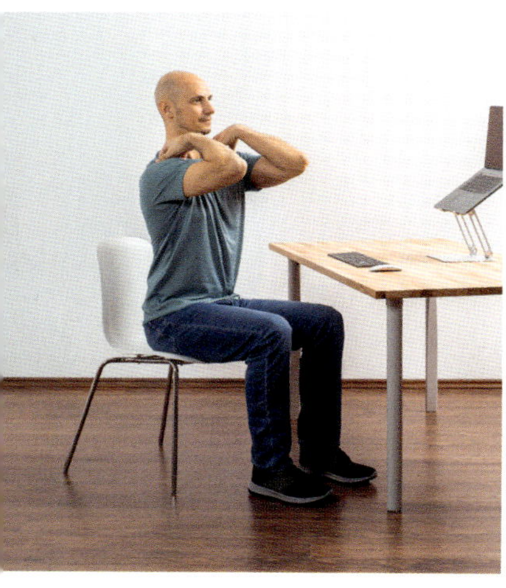

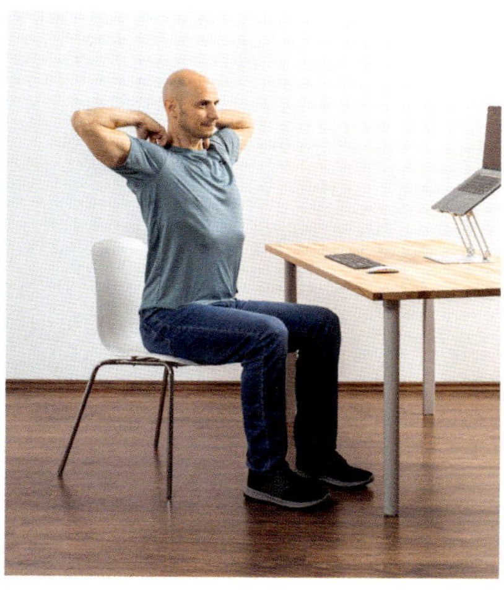

TELEFONIEREN 2 › Schulterblick ins Homeoffice

AUSGANGSPOSITION › *Aufrechter Sitz. Die linke Hand drückt von außen an das rechte Knie.*

DURCHFÜHRUNG › *Drehen Sie sich so weit wie möglich nach rechts auf und schauen Sie nach hinten. Diese Position halten Sie. Wenn Sie kein Telefon in der Hand halten, strecken Sie zusätzlich den rechten Arm nach hinten.*

WIEDERHOLUNG › *1-mal 20 Sekunden halten, dann Seitenwechsel.*

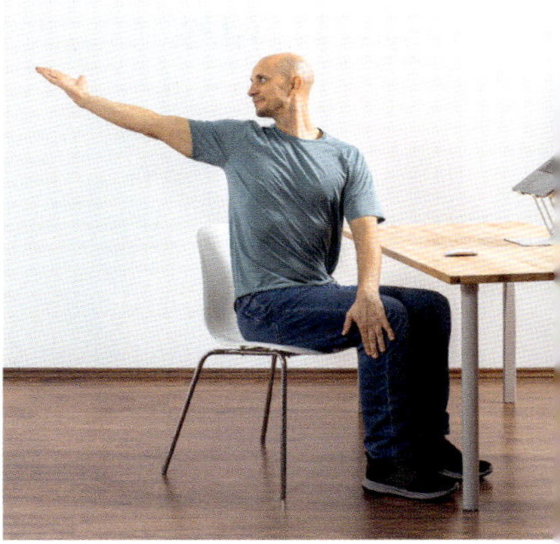

TELEFONIEREN 3 › Flamingo

AUSGANGSPOSITION › *Einbeinstand links*

DURCHFÜHRUNG › *Greifen Sie Ihren rechten Fuß mit der rechten Hand und ziehen ihn zum Gesäß. Halten Sie diese Position.*

DETAILS › *Halten Sie die Knie parallel und schieben Sie die rechte Hüfte nach vorn. So dehnen Sie auch den Hüftbeuger.*

WIEDERHOLUNG › *1-mal 20 Sekunden halten, dann Seitenwechsel.*

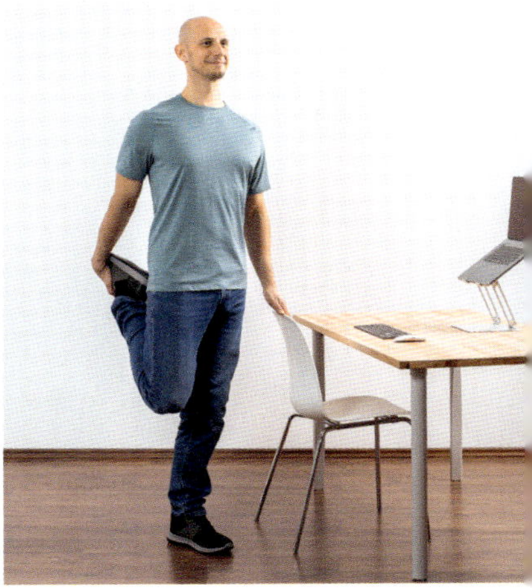

Top 3: Auf zur Kaffeemaschine

Diese Übungen kräftigen die Körperregionen, die beim Sitzen vernachlässigt werden. Besonders die Kniebeuge und das Holzhacken sind optimal, um eine gute Körperhaltung zu trainieren.

KAFFEE-MASCHINE 1 › Holzhacken

AUSGANGSPOSITION › *Im Stand den Oberkörper vorgelehnt, Wirbelsäule lang, Hände auf Knie gestützt. Fußposition etwa schulterbreit.*

DURCHFÜHRUNG › *Heben Sie den rechten Arm gestreckt über Kopfhöhe an, bis er eine Linie mit dem Oberkörper bildet. Dann nach vorn auf Blickhöhe senken. Alternativ nehmen Sie den Arm ganz nach unten und schwingen ihn etwas nach hinten zurück – das ist weniger anstrengend.*

WIEDERHOLUNGEN › *20-mal pro Arm, zügig*

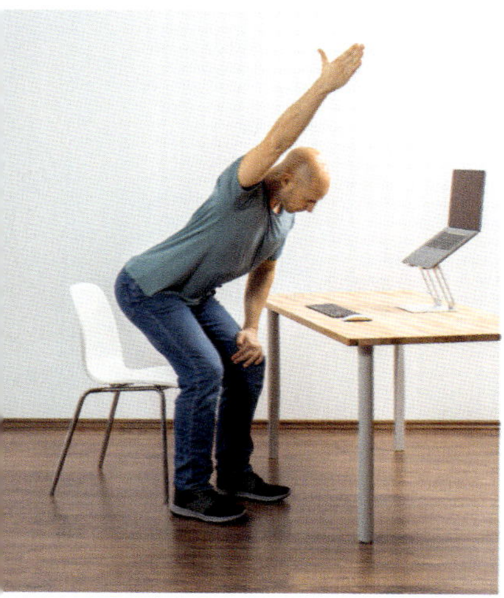

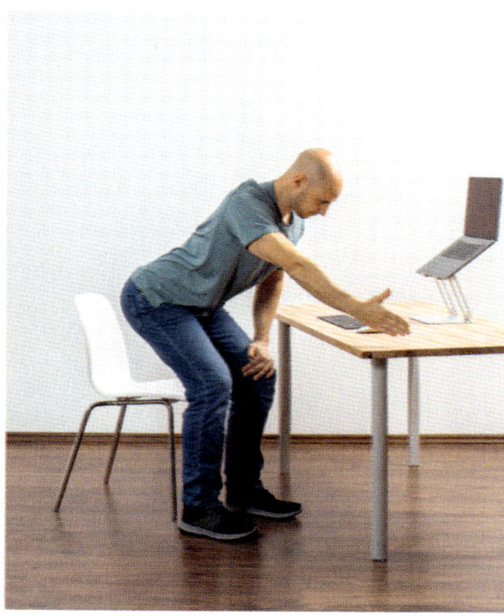

KAFFEE-MASCHINE 2 › Kniebeuge

AUSGANGSPOSITION › *Neutralstellung 30 Zentimeter vor einem Stuhl. Fußposition etwa schulterbreit.*

DURCHFÜHRUNG › *Beugen Sie die Knie und setzen Sie sich nach hinten, sodass Sie den Stuhl gerade so mit dem Gesäß berühren können, bevor Sie gleich wieder hochkommen. Während Sie nach unten gehen, lehnen Sie den geraden Oberkörper als Ausgleich nach vorn. Beim Hochkommen richten Sie den Oberkörper wieder auf und führen die Arme nach hinten.*

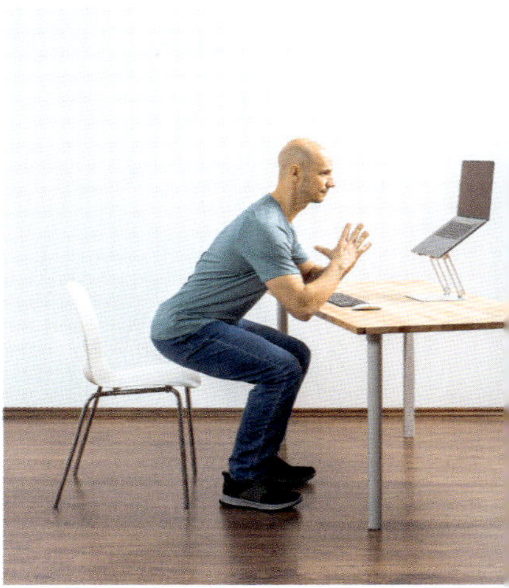

WICHTIG › *Keine X-Beinstellung während der gesamten Übung. Die Knie bleiben hinter den Zehenspitzen. Bauchnabel ist eingezogen. Rücken gerade.*

DETAILS › *Versuchen Sie, bei der Übung speziell die Gesäßmuskulatur zu aktivieren, indem Sie die Pobacken beim Hochkommen zusammenkneifen. In dieser Ausführung ist die Kniebeuge eine der besten Übungen, die es gibt.*

TEMPO › *zügig bis langsam*

WIEDERHOLUNGEN › *15-mal*

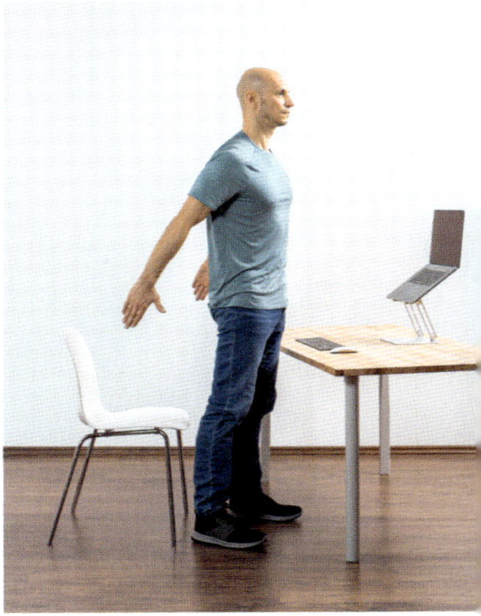

KAFFEE-MASCHINE 3

Stramme Waden
Auf und ab

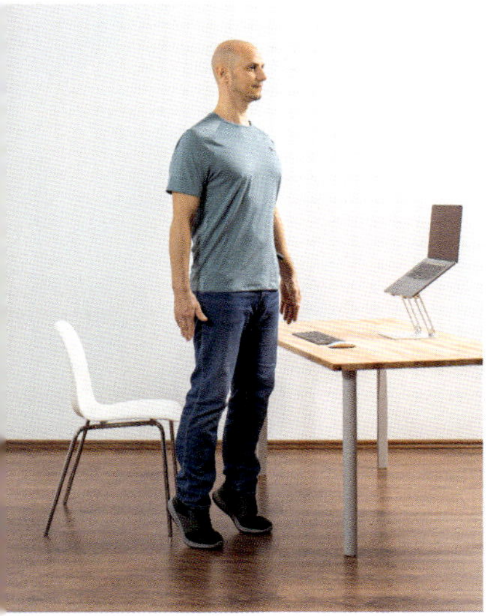

AUSGANGSPOSITION *Neutralstellung*

DURCHFÜHRUNG *Heben Sie beide Fersen immer wieder hoch und senken Sie sie wieder.*

DETAILS *Mit dieser Übung regen Sie die Blutzirkulation in den Beinen an. Damit es ein bisschen anstrengender wird, halten Sie die Spannung jeweils im Zehenstand für 1 Sekunde.*

TEMPO *zügig*

WIEDERHOLUNGEN *30-mal*

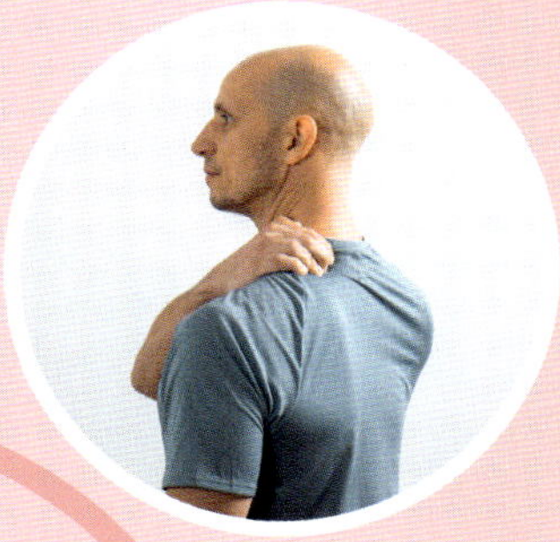

KAPITEL 5

Schmerzpunkte selbst behandeln

Alles auf null setzen!

Ausgleichende Bewegung ist grundsätzlich die beste Medizin, um Schmerzen vorzubeugen und zu behandeln. Wenn sich jedoch erst einmal schmerzende Verhärtungen (Triggerpunkte) im Muskelfasziengewebe gebildet haben, brauchen Sie zusätzliche Behandlungsmethoden, um diese wieder aufzulösen. Denn Triggerpunkte haben eine schlechte Selbstheilungstendenz. Diese Hotspots in der Muskulatur sind vergleichbar mit einem Knoten, der sich in einem Gummiband festgezogen hat. Wenn Sie das Gummiband lang ziehen, wird sich der Knoten sicherlich nicht lösen. Eher werden die Strukturen rund um den Knoten noch zusätzlich geschwächt. Genauso verhalten sich die Triggerpunkte in der Muskulatur beim Dehnen. Sie müssen also direkt ran an den Spannungskoten, um ihn aufzulösen und so die Muskulatur von Verspannungen, Funktionseinschränkungen und Schmerzen zu befreien. Das Gleiche gilt, wenn sich ein gesamter Muskel mit seinem Fasziengewebe verfestigt hat. Oft sind diese Muskelstränge dann bretthart und müssen mit Hilfe von außen weichgerollt und das Gewebe muss »aufgebrochen« werden.

Für Triggerpunkte und Faszien gibt es verschiedene Techniken, die alle das gleiche Ziel haben: verklebte Gewebestrukturen voneinander zu lösen, den Nährstoff- und Flüssigkeitsaustausch in diesen Regionen anzuregen und insbesondere den Muskeltonus runterzufahren. Das funktioniert wie bei einem Reset-Knopf, den Sie hier auf dem Muskel drücken. Über einen neuronalen Reflex in der Muskulatur werden die falschen Spannungsmuster kurzfristig wieder auf die vorgesehenen »Werkseinstellungen« zurückgesetzt. Auf diese Weise werden die Verspannungsschmerzen gelöst. Da dieser »Null-Zustand« nicht ewig anhält, ist genau nach dem »Reset« der beste Zeitpunkt, um ein neues, besseres Programm aufzuspielen, und das heißt in diesem Fall: ausgleichende Bewegung.

Für die Praxis bedeutet das: Wenn Sie unter hartnäckigen Verspannungsschmerzen leiden, können Sie mit den folgenden Techniken die Übungsprogramme aus den Kapiteln 2 und 4 perfekt ergänzen. Sie sollten dann als Erstes die Verspannungspunkte bearbeiten und im Anschluss die Übungen ausführen.

Was machen Therapeuten?

Natürlich ist die Behandlung von Schmerzen das Spezialgebiet von ausgebildeten Therapeuten. Sie kennen die menschliche Anatomie wie eine Landkarte und können damit zielsicher an den Schmerzpunkten und verfestigten Strukturen arbeiten. Die Anwendungen können sehr vielfältig und unterschiedlich sein. Allein für die verklebten Faszien gibt es verschiedenste Methoden wie Rolfing, diverse Massagetechniken oder das Tapen mit bunten Klebebändern auf der Haut.

Für die Behandlung von Triggerpunkten in der Muskulatur ist die Akupressur ein probates Mittel. Hier werden die Spannungsknoten so lange gedrückt, bis der Schmerz nachlässt und sich die Muskelspannung reguliert. Eine andere Variante, diese Punkte zu lösen, ist die Akupunktur mit kleinen Nadeln direkt in den Schmerzpunkt. Da der Schmerz aber nicht immer dort seinen Ursprung hat, wo wir ihn fühlen, gibt es in der Akupunktur und Akupressur auch vom Schmerz entfernt liegende Triggerpunkte, die auf den Zielmuskel einwirken. Das sollten wir dann in jedem Fall lieber den Experten überlassen.

Wie können Sie sich selbst behandeln?

Triggerpunkte lassen sich mit kleinen Bällen, Rollen oder Gegenständen aus dem Haushalt (Weinkorken, Gewürzstreuer etc.)

wegdrücken und punktuell ausmassieren. Eine weitere Möglichkeit ist die Engpassdehnung nach Liebscher und Bracht[8], die über Anspannung und Entspannung die muskulären Hotspots auflöst.

Faszien können Sie mit den dafür vorgesehenen Rollen der Länge nach auswalzen. Die Faszienrollen sind mittlerweile sehr weitverbreitet und erfreuen sich sowohl im Profi- als auch im Breitensport hoher Beliebtheit. Eine weitere Methode, die Faszien strukturell zu beeinflussen, sind sehr lange Dehnungssequenzen wie beim Yin Yoga.

Mit den unterschiedlichen Techniken und Methoden lassen sich unzählige Bücher und jahrelange Berufsausbildungen füllen. Damit Sie trotzdem gleich in den Genuss der effektiven Spannungslöser kommen, habe ich die sechs wichtigsten Übungen für die typischen Beschwerdemuster von Schreibtischtätern ausgewählt. Sie passen genau zu den bewegten Behandlungsmethoden aus dem zweiten Kapitel und lassen sich mit diesen Übungen optimal kombinieren. Ist der Anfang erst mal gemacht, werden Sie langfristig vielleicht ein richtiger Profi auf diesem Gebiet und wollen diese Techniken der Gewebebehandlung gar nicht mehr missen.

Was wird benötigt?

Die verwendeten Gegenstände sind ein Lacrosse-Ball (6 Zentimeter Durchmesser), ein Faszien-Duoball (8 Zentimeter Durchmesser) und eine Faszienrolle (30 × 15 Zentimeter). Sie können in der Auswahl der Gegenstände auch selbst kreativ werden und sich im Haushalt nach passenden Gegenständen umschauen. Einen guten Duoball können Sie beispielsweise sogar selbst herstellen, indem Sie zwei Tennisbälle mit ordentlich Gaffer-Tape zusammenkleben. Das kann für die Gewöhnung am Anfang sogar von Vorteil sein, weil Tennisbälle nicht ganz so hart sind wie Faszienbälle.

TIPP ››› Der kleine Duoball ist eigentlich für die Mobilisation der Brustwirbelsäule gedacht. Ich selbst nutze ihn aber auch für Triggerpunkte, denn er hat zwei Vorteile gegenüber dem einfachen Faszienball: Bei einigen Übungen bringt er den nötigen Abstand zur Wand, wenn man ihn waagerecht positioniert (Brust). Bei anderen Übungen (Nacken) kann es passieren, dass der normale Faszienball bei den ersten Versuchen wegrollt. Das kann mit dem Duoball nicht passieren.

Wie stark darf gedrückt und gerollt werden?

Wenn Sie Triggerpunkte drücken und Faszien rollen, arbeiten Sie direkt an den Schmerzpunkten. Insofern ist es normal und sogar wünschenswert, dass das zu Beginn der Übung wehtut. Die ausgelösten Schmerzen sollten ein gewisses Maß jedoch nicht überschreiten, weil die Muskeln sonst fest dagegenspannen, um sich zu schützen. Daher gilt auch hier wieder die Schmerzskala von 1 bis 10, auf der Sie den Wohlfühlschmerz von 7 erreichen. Alles, was darüber hinausgeht, trägt nicht zur Verbesserung bei. Mit einer bewussten, ruhigen Atmung helfen Sie Ihren Muskeln, während der Übungen entspannt zu bleiben. Also tasten Sie sich heran, probieren Sie aus und hören Sie auf Ihr Gefühl. Wenn sich etwas nicht gut anfühlt, brechen Sie die Übung ab. Ansonsten ist der Besuch beim Therapeuten eine gute Maßnahme, um das Thema mit einem Profi anzugehen. So sind Sie immer auf der sicheren Seite und bekommen Hilfe zur Selbsthilfe.

Wie lange soll behandelt werden?

So lange, bis sich der ausgelöste Schmerz positiv verändert hat. Das heißt, nach circa 2 Minuten Behandlung pro Hotspot sollte sich der Schmerz bei gleichem Druck deutlich reduziert haben. Eine noch längere Behandlung bringt dann keine weiteren Verbesserungen mehr.

Wann ist der beste Zeitpunkt?

Grundsätzlich können Sie die Behandlungsmethoden immer nach Lust und Laune durchführen. Gern abends, wenn Sie Ruhe haben. Jede Übung wirkt für sich befreiend und ist sofort schmerzlösend. Um den bestmöglichen Langzeiteffekt gegen Schmerzen zu erzielen, ist der Zeitpunkt direkt vor den Bewegungsübungen am besten. Denn so nutzen Sie die gewonnene Mobilität der Muskeln sofort und programmieren damit das Nerven-Muskel-System neu. Sportler nutzen die Massageübungen auch nach dem Training zur Regeneration.

Wie oft sollte behandelt werden?

Beginnen Sie auch hier langsam und steigern Sie die Häufigkeit mit der Zeit. Für den Anfang ist es sinnvoll, die einzelnen Hotspots zwei- bis dreimal pro Woche zu bearbeiten. Die Übungen wirken nach und der Körper braucht Zeit, um das zu verarbeiten. Wenn Sie Profi sind, können Sie die Behandlungen täglich wiederholen und gerne auch mit weiteren Übungen variieren und ergänzen.

Wann treten Verbesserungen ein?

Es gibt sofort nach der Behandlung die erwähnten positiven Effekte. Daher können Sie die Behandlung immer dann ausführen, wenn Sie gerade Schmerzen fühlen. Um die Situation nachhaltig zu verbessern und frische, elastische Gewebestrukturen aufzubauen, bedarf es einer kontinuierlichen Umsetzung über mehrere Wochen. Daher ist mein grundsätzlicher Rat, für alle Trainings- und Behandlungsmethoden einen Zeitraum von sechs Wochen anzuberaumen, bis die Wirkung beurteilt werden kann. Der Körper braucht Zeit, bis er sich anpasst. Die Faszien brauchen sogar sehr viel Zeit dafür. Besonders hier ist Kontinuität wichtig.

So wird's gemacht

1. **Triggerpunkt finden:** Um den tatsächlichen Schmerzpunkt zu finden, platzieren Sie einen kleinen Ball (oder Ähnliches) an der Wand oder auf dem Boden und rollen den gewünschten Muskel behutsam darüber, bis Sie an der Stelle angekommen sind, die auf den Druck des Balls mit Schmerzen reagiert. Dieser Schmerz zeigt sich direkt am Triggerpunkt und strahlt in vielen Fällen auch in andere Regionen aus.

2. **Kompression:** Das ist die Methode der Akupressur. Üben Sie mit dem Ball einen gleichmäßigen Druck auf den Triggerpunkt aus. In manchen Fällen gibt es nach circa 20 Sekunden sogar ein Zucken im bearbeiteten Muskel. Das ist die neuronale Antwort des Muskels. Die Muskulatur reagiert auf den Druck mit einer Spannungsreduktion. Damit auch das Gewebe reagiert und weich wird, benötigt es noch ein wenig extra Zeit. Daher sind insgesamt 2 Minuten pro Triggerpunkt ratsam. Es gibt zwei ergänzende Varianten zur Kompression:

   a. **Kompression + zirkuläre Massage:** Kreisen Sie unter bestehendem Druck mit dem Ball um den Hotspot herum. Das regt den Stoffwechsel in dieser Region an.

   b. **Kompression + Mobilisation:** Halten Sie den Druck mit dem Ball in der Region des Triggerpunktes aufrecht, beispielsweise am Nacken, und bewegen Sie zusätzlich einen Arm oder drehen Sie den Kopf. Dadurch schiebt sich das betroffene Bindegewebe dreidimensional über den Ball.

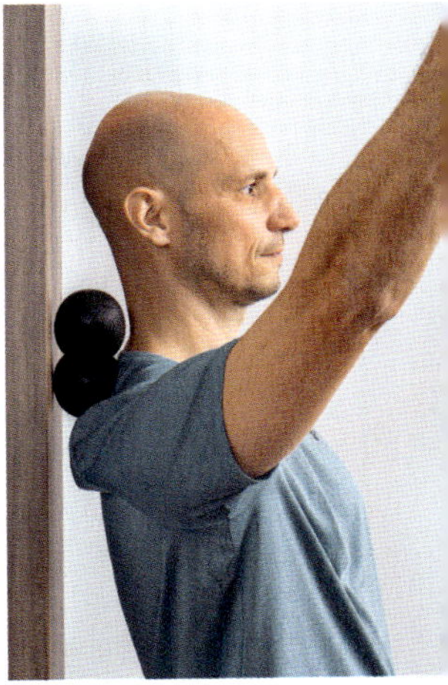

Behandlung für den Nacken

Der Nacken von Schreibtischtätern ist prädestiniert für schmerzende Verhärtungen. Mit dieser Übung können Sie das Problem direkt angehen.

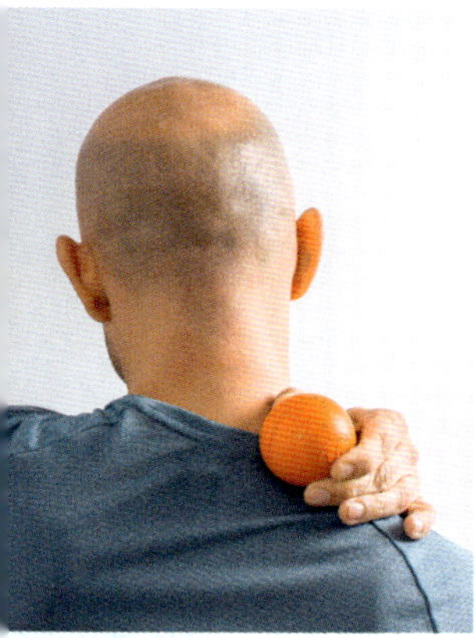

AUSGANGSPOSITION › *Neutralstellung*

DURCHFÜHRUNG › *Setzen Sie den Ball (oder Duoball) auf den gezeigten Punkt in Ihrer Nackenmuskulatur (Trapezmuskel). Der Triggerpunkt liegt zwischen Schulterhöhe und Hals. Es ist gut möglich, dass Sie in diesem Verlauf auf einen weiteren Hotspot treffen. Wenn ja, dann können Sie auch diesen gern behandeln. Stellen Sie sich leicht schräg mit dem Ball im Nacken an die Wand (siehe Foto Seite 111) und lehnen sich dagegen, sodass der Ball zwischen Ihnen und der Wand ins Gewebe drückt, und suchen Sie den konkreten Schmerzpunkt. Wenn Sie den Punkt haben, starten Sie beim ersten Durchgang mit der Kompression (2), bis der Schmerz langsam nachlässt. Diese Methode können Sie bei den nächsten Behandlungen mit den anderen Techniken abwechseln (2a und 2b).*
Bei der Variante Kompression + Mobilisation bleiben Sie mit dem Ball genau an dieser Stelle und bewegen zusätzlich den Arm der gleichen Seite von unten nach oben und zurück.

DAUER › *Bearbeiten Sie die Muskulatur insgesamt 2 Minuten lang.*

HINWEIS › *Dieser Punkt kann einen Übertragungsschmerz über den Hals bis in den Kopf auslösen. Sehen Sie das als positives Zeichen, denn das ist eine Möglichkeit, Spannungskopfschmerzen zu lösen.*

Behandlung für die Brustmuskulatur

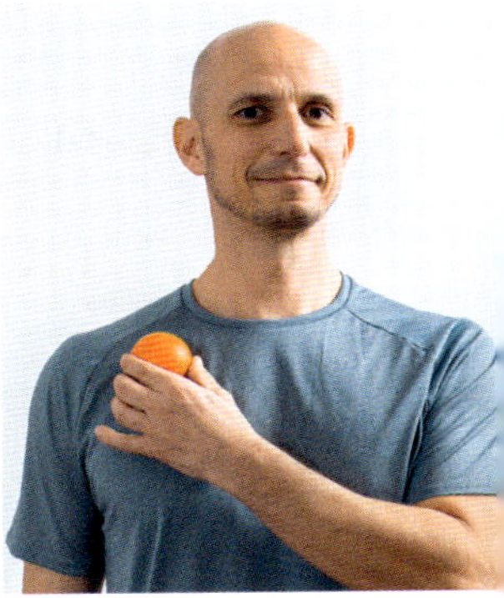

Wenn Sie dem Nacken etwas Gutes tun wollen, ist es sehr hilfreich, auch auf der Gegenseite anzusetzen. Das funktioniert in diesem Fall nach dem Prinzip der muskulären Dysbalancen. Wenn die Brustmuskulatur entspannt, kann der Nacken loslassen.

DURCHFÜHRUNG › *Legen Sie den Ball (oder den Duoball waagerecht) auf den gezeigten Punkt in der Brustmuskulatur und drücken Sie damit an die Wand. Die richtige Stelle liegt im Dreieck zwischen Schlüsselbein (circa zwei Fingerbreit darunter) und Schulter. Probieren und wechseln Sie wieder zwischen den verschiedenen Techniken (2, 2a, 2b).*
Für die Kompression + Mobilisation bleiben Sie wieder auf dem Schmerzpunkt und pendeln zusätzlich mit dem Arm vor dem Körper.

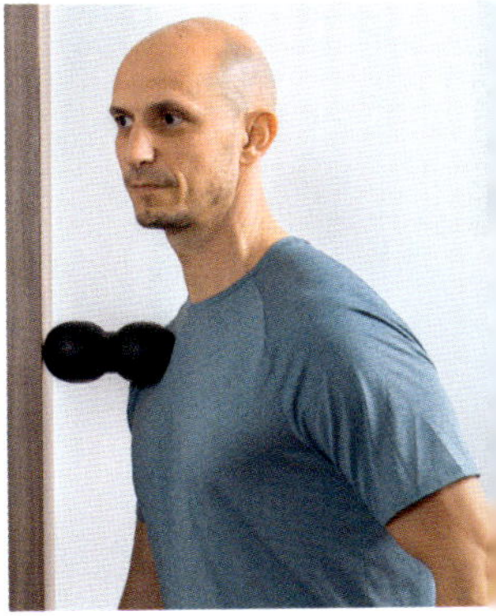

DAUER › *Bearbeiten Sie die Muskulatur insgesamt 2 Minuten lang.*

HINWEIS › *Bearbeiten Sie zusätzlich weitere Verspannungspunkte der Brustmuskulatur unter dem Schlüsselbein entlang bis hin zum Brustbein.*

‹‹‹ **TIPP** Sollte der Ball an der Wand wegrutschen oder der gewünschte Druck von oben nicht erreicht werden, dann legen Sie den Ball auf den Boden genau an einen Türrahmen. So können Sie sich liegend mit dem Nacken an den fixierten Ball drücken und der Kopf hat Platz neben dem Türrahmen. Für die andere Seite wechseln Sie auf die andere Türrahmenseite.

Behandlung für den unteren Rücken

Triggerpunkt-Techniken: Im unteren Rücken werden mehrere Muskeln gemeinsam als Rückenstrecker bezeichnet. Diese verlaufen als dicke Muskelstränge rechts und links neben der Wirbelsäule. Im Bereich der Lendenwirbelsäule sind sie besonders präsent und meistens auch besonders fest und schmerzhaft. Um die Verspannungen hier zu lösen, sind zwei Methoden zielführend: die Triggerpunkt-Techniken und das Faszienrollen.

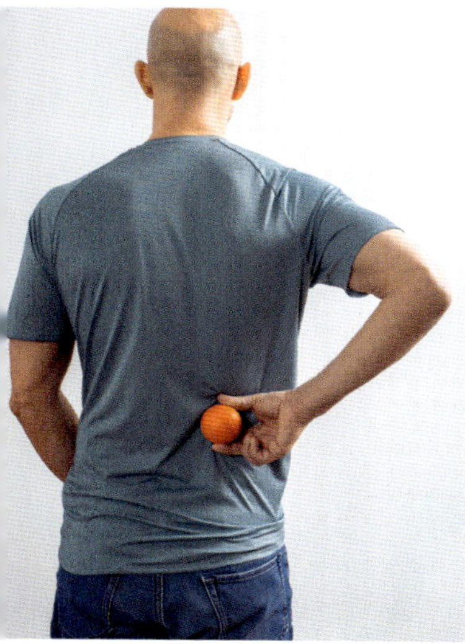

AUSGANGSPOSITION › *Legen Sie sich mit dem Rücken auf den Boden und platzieren Sie den kleinen Ball oder die Faszienrolle (siehe Foto rechts) unter dem Muskelstrang rechts neben der Wirbelsäule. Die richtige Stelle liegt leicht oberhalb des Beckens, neben der Wirbelsäule.*

DURCHFÜHRUNG › *Wenn Sie den richtigen Punkt gefunden haben, sind hier die Techniken Kompression (2) und Kompression + zirkuläre Massage (2a) um den Hotspot herum Erfolg versprechend.*

DAUER › *Bearbeiten Sie die Muskulatur insgesamt 2 Minuten lang.*

Faszienrollen: Das Rollen der Faszien ist mit dem Ausrollen eines Pizzateiges mit einem Nudelholz vergleichbar. Es bietet sich vor allem bei den langen Muskeln mit einem starken Fasziengewebe an. Damit liegen Sie beim Rückenstrecker genau richtig. Der Nutzen ergibt sich aus dem langsamen Durchwalzen des Fasziengewebes. Dabei pressen Sie die Flüssigkeit aus den feinen Kapillaren und lassen die Gewebeschichten übereinander-

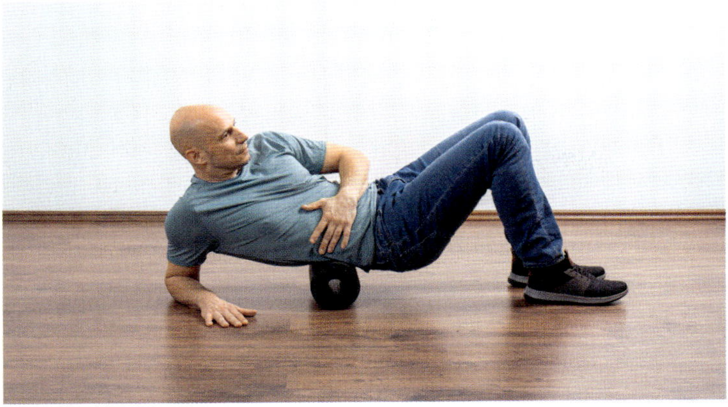

gleiten. Im Nachgang kommt es zu einem Flüssigkeitsaustausch und der Bildung frischer Faszienstrukturen.

HINWEIS › *Rollen Sie nur auf den Muskeln und nicht auf den Wirbeln. Das heißt, die Faszienrolle ist immer links oder rechts neben der Wirbelsäule platziert. Versuchen Sie nicht, beide Seiten auf einmal abzudecken. Um die Muskeln zu massieren, können Sie im Bereich zwischen Rippen und Becken hin und her rollen. Für die gewünschte Technik des »Faszien-Auspressens« rollen Sie langsam (circa 1 Zentimeter pro Sekunde) nur in eine Richtung. Wenn Sie Hotspots im Muskel finden, verweilen Sie einen Augenblick auf diesem Schmerzpunkt, bevor Sie weiterrollen. Bei der nächsten Behandlung können Sie sich den Hotspot noch mal gesondert mit dem Ball vornehmen.*

Behandlung des Hüftbeugers

Wie in Kapitel 2 beschrieben, erzeugt ein verspannter und verkürzter Hüftbeuger eine Gegenspannung im unteren Rücken. Daher ist es ratsam, auch den Hüftbeuger zu behandeln. Da das Faszienrollen und In-den-Muskel-Hineindrücken hier schlecht funktionieren, benutzen wir an dieser Stelle die Engpassdehnung nach Liebscher und Bracht. In der Trainingswissenschaft wird diese Art des Dehnens als »PNF-Methode« (PNF = propriozeptive neuromuskuläre Fazilitation) beschrieben. Der Name ist also Programm. Durch Anspannen und Nachdrücken in der Dehnposition entsteht hier ebenfalls ein neuronaler »Spannungs-Reset« und Triggerpunkte werden aufgelöst. Die Übung dauert 2,5 Minuten und ist damit deutlich länger und intensiver als das normale Dehnen.

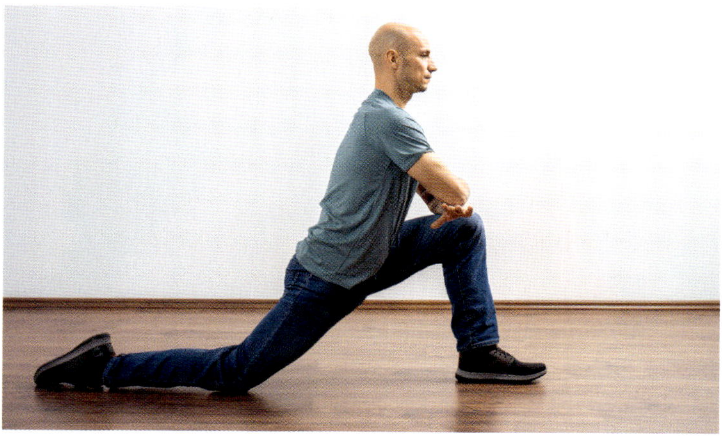

AUSGANGSPOSITION › *Kommen Sie in den Kniestand. Schieben Sie das rechte Bein in einen großen Ausfallschritt. Das rechte Knie ist auf dem Boden und so weit hinten wie möglich. Die Arme sind auf dem linken Knie gestützt. Der Rücken ist lang und gerade.*

DURCHFÜHRUNG › ***Schritt 1:*** *Dehnen. Gehen Sie für 30 Sekunden langsam immer tiefer in die Dehnposition der rechten Hüfte hinein. Dafür schieben Sie das Becken nach vorn und unten. Halten Sie den Dehnungsschmerz diesmal bei einer Skala zwischen 1 und 10 auf 9 und warten Sie, bis er langsam auf 8 sinkt. Wenn das erreicht ist, gehen Sie noch tiefer, bis die 9 wieder erreicht ist. Unterstützen Sie die Dehnung mit der Ausatmung.*

Schritt 2: *Anspannen. Spannen Sie den Muskel in der Dehnposition zusätzlich für 10 Sekunden dort an, wo Sie die Dehnung spüren. Drücken Sie dafür das Knie nach vorn in den Boden.*

Schritt 3: *Intensivieren. Lösen Sie die zusätzliche Anspannung und gehen Sie nachfolgend für 20 Sekunden noch tiefer in die Dehnposition hinein. Spannen Sie dann weitere 10 Sekunden den Muskel an.*

WIEDERHOLUNGEN › *Wiederholen Sie die Schritte 2 und 3 abwechselnd, bis Sie den Muskel insgesamt 2,5 Minuten gedehnt haben. Danach ist die andere Seite dran.*

HINWEIS › *Gehen Sie nicht ins Hohlkreuz, weil Sie damit der Dehnung ausweichen. Die Dehnung muss auf der Vorderseite der rechten Hüfte spürbar sein. Wenn das linke Standbein bei der Übung zu stark auf der Rückseite zieht, nehmen Sie den Fuß ein Stück zurück.*

Die Brustwirbelsäule einmal andersherum biegen

Mit dieser Übung arbeiten Sie gegen die nach vorn gerundete Brustwirbelsäule und dehnen die Zwischenrippenmuskeln. Das ist eine wunderbare Maßnahme, um gegen die Laptop-Haltung vorzugehen. Denn besonders im Bereich des Brustkorbs fehlt es uns an Möglichkeiten der Überstreckung in die Gegenrichtung. Das lange Verharren (3–4 Minuten) in der umgekehrten Position lässt die verfestigten Strukturen langsam weich werden. Das Öffnen der Körpervorderseite entspannt wiederum die Rückseite, korrigiert die Körperhaltung und verbessert die Atmung über das Zwerchfell.

AUSGANGSPOSITION › *Sie liegen mit dem Rücken auf der Rolle und greifen mit den Händen hinter den Kopf. Die Position der Rolle ist gegenüber des Brustbeins, unter den Schulterblättern.*

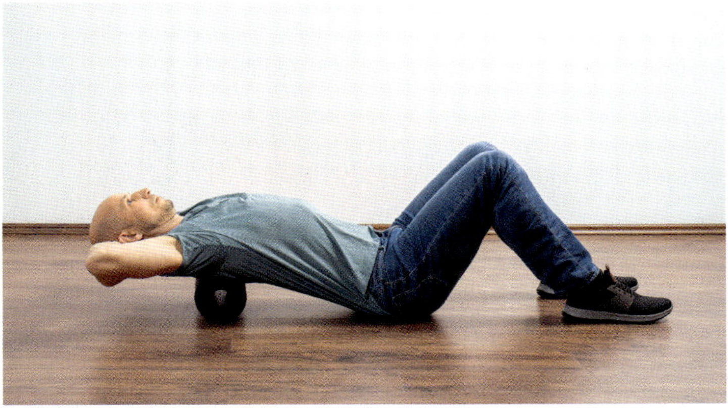

DURCHFÜHRUNG › *Biegen Sie sich langsam über die Rolle nach hinten. Der Kopf wird mit abgesenkt, aber trotzdem festgehalten. Bleiben Sie in dieser Position. Sie können die Rolle nach 2 Minuten gern mal um 2 Zentimeter nach oben wandern lassen und dort weiter biegen.*

DAUER › *3–4 Minuten*

HINWEIS › *Versuchen Sie, nicht im unteren Rücken ins Hohlkreuz zu kommen, sondern nur die Brustwirbelsäule zu überstrecken.*

TIPP ››› Wenn Sie keine Faszienrolle haben, funktionieren für den Anfang auch ein paar fest gerollte Handtücher. Um die Wirkung auf die Brustkorbdehnung zu intensivieren, legen Sie die Arme lang nach hinten über den Kopf, bis sie den Boden berühren. Unterlagern Sie den Kopf dafür unbedingt mit einem Kissen.

KAPITEL 6

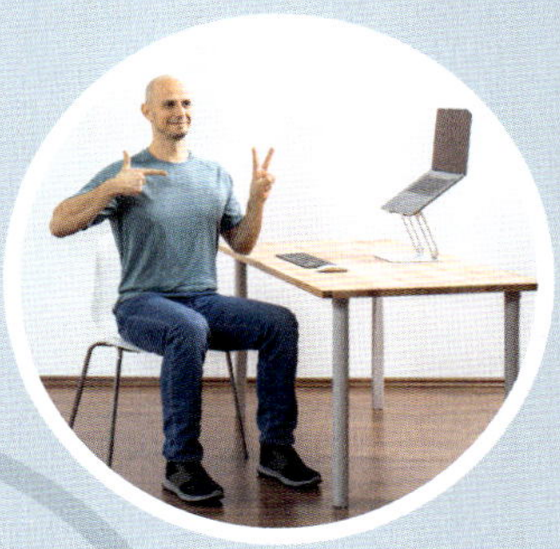

Starten und dabeibleiben!

Routine entwickeln

Der beste Zeitpunkt, um mit dem Gesundheitsvorhaben zu starten, ist genau jetzt. Suchen Sie sich eine Übungsreihe aus (zum Beispiel Top-3-Videokonferenz), führen Sie die Bewegungen durch und nehmen Sie den Unterschied zwischen vorher und nachher wahr.

So könnte Ihr Start in ein energiegeladenes und beschwerdefreies Arbeiten im Homeoffice aussehen. Aber wie geht es weiter und wie bleiben Sie langfristig am Ball? Diese Frage ist mir als Trainer besonders wichtig. Denn sonst ist es wie mit den Crashdiäten, bei denen Sie kurzfristig Erfolg haben, aber langfristig nichts bewirken, wenn Sie Ihre Alltagsroutinen nicht umstellen. Der Mensch ist nun mal ein Gewohnheitstier. Damit aus gelernten Handlungen feste Gewohnheiten werden, über die wir nicht mehr nachdenken müssen, benötigt es viele Wiederholungen über einen Zeitraum von ein bis zwei Monaten. Bei manchen Herausforderungen kann das auch noch länger dauern.

Plan zum langfristigen Ziel

Die Zieldefinition ist immer individuell und kann nur von Ihnen selbst vorgenommen werden. Damit Sie erkennen, ob Sie Ihr Ziel erreicht haben, muss es messbar sein. Die Fragen und der Muskelfunktionstest aus Kapitel 1 sind in diesem Fall die relevanten Messgrößen. Wenn Sie sich dort verbessert haben und die Zahl auf der Schmerzskala sich auf Ihren Wunschwert verschoben hat (zum Beispiel von 8 auf 3), dann ist das Ziel erreicht. Für körperliche Anpassungen gilt das Gleiche wie für Verhaltensveränderungen: Sie passieren nicht von heute auf morgen. Auch hier ist ein Zeitraum von sechs bis acht Wochen einzuplanen.

Um auf beiden Ebenen Nachhaltigkeit zu erzeugen, habe ich einen Plan mit vier unterschiedlichen Stufen erstellt. Die einzelnen Level sind nicht leistungsbezogen, sondern eher als strukturierter Weg zu verstehen, damit die gewünschten Vorhaben auch langfristig Bestand haben. Nach acht Wochen haben Sie Level 3 erreicht. Level 4 ist die zusätzliche Masterclass. Über den gesamten Übungszeitraum hinweg sind auch die körperlichen Anpassungen spür- und messbar.

Sie können natürlich auch sofort mit Ihrer eigenen Herangehensweise und Übungszusammenstellung voll durchstarten. Für viele Menschen empfiehlt sich jedoch ein Stufenplan bei der Umsetzung. So schweben Sie immer auf der Welle des Erfolges und sind nicht gleich frustriert, wenn Sie Ihren eigenen Ansprüchen mal nicht gerecht werden können.

Erinnerung an die Regeln für Bewegung im Homeoffice

15 Minuten ausgleichende Bewegung pro Tag, jeden Tag

= 1 × 7-Minuten-Sequenz + 4 × 2-Minuten-Sequenzen

Wenn Sie das sofort so umsetzen können, sind Sie schon auf Level 3 eingestiegen. Wenn dieses Konzept zunächst noch zu viel Aufwand bedeutet und Sie den Übungsplan nicht immer in dieser Form umsetzen können, ist der Stufenplan zur langfristigen Anpassung ideal. Weniger ist manchmal mehr und nachhaltiger.

Level 1: Testphase

Hier sollen Sie bewusst ausprobieren. Das gilt sowohl für die Übungen als auch für den passenden Moment an einem Arbeitstag. Haben Sie keine Angst vor Fehlern oder dass Sie die Übungen nicht gleich perfekt ausführen. Niemand ist gleich als Olympiasieger auf die Welt gekommen. Machen Sie es sich so einfach wie möglich. Wählen Sie bewusst die Tage in der Woche aus, die weniger stressig sind. Die anderen Tage der Woche sind zunächst frei. Dann werden Sie schnell erfolgreich sein und ins nächste Level springen.

Die Regel für Level 1 heißt: 3 x 2

An 3 Tagen in der Woche je 2-mal bewegen

1-mal bewegen = 1-mal Übungssequenz aus Kapitel 2 (z. B. unterer Rücken) oder ein 7-Minuten-Programm aus Kapitel 4

Zeit: 1-mal vormittags und 1-mal nachmittags

ZIEL ❯❯❯ Sie haben das Level gemeistert, wenn Sie sowohl alle Übungen aus Kapitel 2 als auch jedes 7-Minuten-Programm mindestens 2-mal durchgeführt haben. Bei der vorgegebenen Taktung wäre das nach zwei Wochen erreicht. Am besten ist es natürlich, wenn Sie es schaffen, die zwei Wochen auch wirklich am Stück zu absolvieren. Ansonsten können Sie auch für einen längeren Zeitraum in diesem Modus bleiben – so lange, bis Sie merken, dass es sich einfach anfühlt, die Bewegungen in den Tag einzubauen.

Level 2: Auswendig lernen

In dieser Phase sollen Sie die Top 3 für Situationen im Homeoffice auswendig lernen und in den gegebenen Momenten auch wirklich einsetzen.

Die Regel für Level 2 heißt: 4 x 4

An 4 Tagen in der Woche je 4-mal bewegen.

= 1 x 7-Minuten-Programm + 3 x 2 Minuten-Programm

ZIEL ››› Hier ist es wie in der Schule, nur dass Sie selbst kontrollieren dürfen. Sie haben den Test bestanden, wenn Sie alle Top-3-Situationen und eines der 7-Minuten-Programme auswendig beherrschen. Zusätzlich sollten Sie die 4-×-4-Regel über drei Wochen einhalten können.

Level 3: Rituale kreieren

Alles, was Sie selbst erstellen, bleibt im Gedächtnis. Wenn Sie es dann noch mit Ritualen verknüpfen, wird es zur Routine. So wie beim Zähneputzen vor dem Schlafengehen. Da müssen Sie auch nicht mehr drüber nachdenken. Sie machen es einfach aus Gewohnheit. Das funktioniert auch mit Bewegung im Alltag.

Die Regel für Level 3 heißt: 5 × 5

An 5 Tagen in der Woche 5-mal bewegen

= 1 x 7-Minuten-Programm + 4 x 2-Minuten-Programm (insgesamt = 15 Minuten pro Tag)

Die Zusatzaufgabe für diese Phase heißt: Kreieren Sie aus Ihren Lieblingsübungen im Buch drei eigene Rituale mit je drei Übungen. Geben Sie den Übungen passende Namen (zum Beispiel Dehnung auf einem Bein = Flamingo) und verbinden Sie das Ritual mit Handlungen Ihres Alltags. Bauen Sie beispielsweise immer vor dem Mittagessen oder beim Aufklappen des Laptops eine Übung ein.

ZIEL ››› Sie sind ein echter Profi für Bewegung im Homeoffice, wenn Sie die 5-x-5-Regel drei Wochen lang einhalten und sich mindestens zwei eigene Rituale verselbstständigt haben. Wenn Sie jetzt mal einen Tag Pause machen, wird es Sie nicht gleich ganz zurückwerfen. Damit sind Sie auf dem besten Weg zu Level 4.

Level 4: Kontrollierter Freestyle

Die Regel lautet:

Es gibt keine Regeln mehr.

Sie haben den Meisterstatus erreicht. Dieser Status ist die »unbewusste Kompetenz«. Sie müssen nicht mehr über alles nachdenken. Vielleicht haben Sie auf dem Weg zur Gewohnheit sogar Ihr eigenes Lieblingsprogramm entwickelt, das Sie fast immer einhalten. Dann dürfen Sie auch mal zwei Tage aussetzen. Denn auf diesem Level gibt es keine Bedenken mehr, dass Sie nicht immer wieder in den Bewegungsmodus im Arbeitsalltag zurückkommen. Sie sind Ihr eigener Coach gegen Muskelverspannungen.

Rückfallprophylaxe und Motivationsstützen

Neue Dinge umzusetzen heißt auch immer ein Stück weit Veränderung von geliebten Gewohnheiten. Insofern ist es völlig normal, dass das Antrainieren neuer Gewohnheiten nicht immer wie ein Selbstläufer funktioniert und Sie auch mal eine »Keinen Bock mehr«-Phase erleben. Wenn Sie das von vornherein mit einplanen, sind Sie nicht gleich gescheitert, wenn es mal zwei Wochen nicht wie gewünscht läuft. Dann springen Sie einfach wieder zurück in das vorherige Level und machen dort weiter.

Kleine Motivationsstützen helfen vor allem am Anfang dabei, dem inneren Schweinehund ein Schnippchen zu schlagen. Hier finden Sie ein paar Gedankenstützen, die unsere Seminarteilnehmer als hilfreich benannt haben:

- Das Vorhaben aufschreiben (zum Beispiel 4 x 4)
- Einen festen Termin in den Timer eintragen
- Bewegungstermin bekommt die gleiche Wertigkeit wie andere Termine
- Handywecker auf Bewegung stellen
- Keine Ausreden gelten lassen
- Post-its mit Übungen im Raum verteilen
- Übungskatalog (Buch) immer griffbereit haben
- WhatsApp-Gruppe »Bleib fit im Homeoffice« gründen
- Kollegen oder Familie davon berichten
- Positive Rituale erzeugen
- Gleich morgens zum Beginn der Arbeit und zum Feierabend noch mal kurz bewegen
- Bewegung an andere Handlungen knüpfen (zum Beispiel Toilettengang)
- Kleine Belohnungen für einzelne Aktivitäten, große Belohnungen für Etappenziele

Check-out – Profi im Homeoffice

Eigentlich ist alles gesagt. Der Weg vom Wollen ins Tun ist trotzdem manchmal schwierig. Oft hilft ein anderer Blickwinkel, um tatsächlich etwas zu bewegen. Im Homeoffice verschwimmen Arbeit und Privatleben miteinander. So gibt es zum Beispiel keine klar geregelten Pausenzeiten und Menschen arbeiten sogar mehr als im Büro, weil sie produktiv sein wollen. Jede Unterbrechung wäre Zeitverschwendung.

Um eine neue Sichtweise zu erlangen, machen Sie sich Folgendes klar: Bildschirmarbeit ist für unseren Körper Hochleistungssport. Aber kein Profisportler würde sich freiwillig so lange in eine monotone Haltung begeben und hoffen, dass er da schmerzfrei rauskommt. Um Bestleistung in seinem Metier zu erlangen und langfristig leistungsfähig zu sein, braucht er verschiedene Impulse und Reize, Ruhe- und Belastungsphasen. Ein Profifußballer spielt nicht den ganzen Tag nur Fußball. Ausgleichsübungen und regenerative Einheiten sind essenzieller Bestandteil seines Jobs. Genauso ist es auch am Schreibtisch: Der Körper ist nicht nur die lustige Handpuppe. Er ist Teil von uns. Nur wenn wir ihm die Aufmerksamkeit geben, die er braucht – ausgleichende und regenerative Bewegung –, halten wir ihn schmerzfrei und halten unsere Arbeitsleistung auf 100 Prozent.

Genau wie der Profisportler müssen auch wir allen Ebenen gerecht werden, um im Wettkampf Bestleistungen zu bringen. Wenn wir uns bewusst machen, dass bei uns in der Arbeit leider jeder Tag Wettkampftag ist, wird klar, dass wir auch jeden Tag ein Mindestmaß an Ausgleich und Regeneration einbauen müssen. Hier heißt das Basisprogramm 15 Minuten bewegte Pause pro Tag. Genau wie beim Profisport ist das Teil der Arbeit und keine verschwendete Zeit.

Literatur

1 https://www.ergotopia.de/blog/statistiken-ueber-bewegungsmangel
2 BKK Gesundheitsreport 2018, https://www.bkk-dachverband.de/publikationen/bkk-gesundheitsreport/bkk-gesundheitsreport-2018
3 Mense, S. (2000) »Studie – Neurobiologie des Muskelschmerzes«; Hrsg.: Institut für Anatomie und Zellbiologie, Universität Heidelberg, in: *Deutsche Zeitschrift für Sportmedizin* 51/2000, Nr. 6
4 Myers, T. (2015) »Anatomy Trains – Myofasziale Leitbahnen«, 3. Auflage, Verlag: Elsevier – Urban & Fischer
5 https://www.avantgarde-experts.de/de/magazin/studie-arbeiten-in-zeiten-von-corona/
6 Nach Klee in: Schnabel, G., Harre, H.-D., Krug J. (2008) »Trainingslehre-Trainingswissenschaft«, Meyer & Meyer Verlag
7 Hollmann, W., Strüder, H. (2003) »Gehirngesundheit, -leistungsfähigkeit und körperliche Aktivität«, in: *Deutsche Zeitschrift für Sportmedizin* 54/2003, Nr. 9
8 Liebscher-Bracht, R., Bracht, P. (2018) »Deutschland hat Rücken«, 4. Auflage, Mosaik Verlag

Weiterführende Literatur

Cook, G. (2011) »Der perfekte Athlet«, 1. Auflage, Riva Verlag
Gottlob, A. (2009) »Differenziertes Krafttraining«, 3. Auflage, Verlag: Elsevier – Urban & Fischer
Graumann, L., Andrä, M., Pfitzer, T. (2016) »Funktionelles Faszientraining mit der Blackroll«, 4. Auflage, Riva Verlag
Kempf, H.-D. (2010) »Die Neue Rückenschule«, Springer Medizin Verlag
Kirsten, R. (2016) »Faszientaping«, 1. Auflage, Südwest Verlag
Liebscher-Bracht, R., Bracht, P. (2018) »Deutschland hat Rücken«, 4. Auflage, Mosaik Verlag
Myers, T. (2015) »Anatomy Trains – Myofasziale Leitbahnen«, 3. Auflage, Verlag: Elsevier – Urban & Fischer
Schnabel, G., Harre, H.-D., Krug J. (2008) »Trainingslehre-Trainingswissenschaft«, Meyer & Meyer Verlag
Slomka, G. (2016) »Faszien Kompakt«, 2. Auflage, Meyer & Meyer Verlag
Starred, K., Starred, J., Cordoza, G. (2018) »Sitzen ist das neue Rauchen«, 3. Auflage, Riva Verlag
Stehle, P., Erhard, C. (2013) »Leitfaden Gute Ergonomie – Gesünder Arbeiten am PC«; Hrsg.: MED & BES UG
Weineck, J. (2008) »Sportanatomie«, 18. Auflage, Spitta Verlag
Yang, Y., Marianowicz, M., Scheiber, W., Tempelhof, S. (2008) »Unser Rückenbuch – Marion Grillparzer und das Medizinische Quartett«, 2. Auflage, Gräfe und Unzer Verlag

1. Auflage 2021

Projektleitung: Vanessa Silbermann, Eva Wagner

Lektorat: Susanne Schneider

Korrektorat: Barbara Kohl

Umschlaggestaltung: Vera Schlachter, https://veruschkamia.de/

Layout und Satz: Achim Münster, Overath

Bildredaktion: Jessica von Saucken

Bildnachweis: Alle ILLUSTRATIONEN stammen von Janina Kress, mit Ausnahme von Shutterstock: S. 19/Udaix, S. 28/Derya Draws; AdobeStock: S. 22/Henrie; Symbole Umschlag sowie Innenteil Shutterstock: S. 3, 29, 105/SurfsUp, U1, S. 3, 17, 44, 77, 81, 97/VoodooDot, U1, S. 2, 57, 61/matsabe, U1, S. 2, 8, 23/Nadiinko, U1, S. 2, 3, 7, 119/KP Arts; FOTOGRAFIEN: Studio Kauffmann, Berlin

Herstellung: Timo Wenda

Reproduktion: Mohn Media, Gütersloh

Druck und Verarbeitung: DZS Grafik d.o.o., Ljubljana

Printed in Slovenia

FSC www.fsc.org MIX Papier aus verantwortungsvollen Quellen FSC® C106600

Penguin Random House Verlagsgruppe FSC® N001967

ISBN 978-3-517-10078-4

www.suedwest-verlag.de